MARIANNE WELLERSHOFF ist Journalistin, Autorin und Musikerin. Sie hat ein Studium der Psychologie abgeschlossen, mehrere Bücher geschrieben und arbeitet als Autorin beim SPIEGEL. Wellershoff beschäftigt sich mit Themen aus Wissenschaft, Kultur und Gesellschaft und ist Blattmacherin der Magazine SPIEGEL WISSEN und SPIEGEL COACHING.

Außerdem von Marianne Wellershoff lieferbar:

Ich kenne mich – Emotionen verstehen, Kindheit entschlüsseln,
Menschenkenntnis verbessern
Ich schaff das schon – Krisen überwinden, Stress reduzieren,
zu Hause wohlfühlen

Besuchen Sie uns auf www.penguin-verlag.de und Facebook.

Marianne Wellershoff (Hg.)

Ich fühl mich wohl

ZIELE ERREICHEN, GEWICHT HALTEN, MEHR BEWEGEN

3 Selbsttests und Trainingsprogramme
für ein gesünderes Leben –
mein Coaching

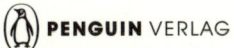 PENGUIN VERLAG

**Die Texte dieses Buches wurden neu zusammengestellt
und sind bereits in den Magazinen**
*So geht's mir gut. Sechs Trainingsprogramme, mit denen
Sie Ihr Leben managen können* **(01/2019) und**
*Ich fühl mich wohl. Sechs Trainingsprogramme für
einen entspannten Alltag* **(01/2020) aus der Reihe
SPIEGEL Coaching erschienen.**

Sollte diese Publikation Links auf Webseiten Dritter enthalten,
so übernehmen wir für deren Inhalte keine Haftung,
da wir uns diese nicht zu eigen machen, sondern lediglich
auf deren Stand zum Zeitpunkt der Erstveröffentlichung verweisen.

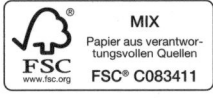
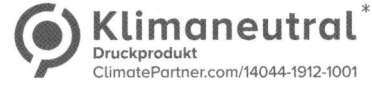

Penguin Random House Verlagsgruppe FSC® N001967

1. Auflage 2021
Copyright © 2021 by Penguin Verlag, München
in der Penguin Random House Verlagsgruppe GmbH,
Neumarkter Straße 28, 81673 München
und SPIEGEL-Verlag Rudolf Augstein GmbH, Hamburg,
Ericusspitze 1, 20457 Hamburg
Umschlaggestaltung: Favoritbuero, München
Umschlagabbildung: Shutterstock/ © GoodStudio
Satz: Satzwerk Huber, Germering
Druck und Bindung: CPI books GmbH, Leck
Printed in Germany 2021
ISBN 978-3-328-10774-3
www.penguin-verlag.de

Inhalt

Vorwort

An schönen Tagen scheint das Leben manchmal perfekt zu sein. Man fühlt sich gut mit sich, alles ist so, wie man es sich gewünscht hat. Man ist rundum zufrieden und möchte, dass jeder Tag ganz genau wie dieser wäre. Doch das ist natürlich nicht der Fall. Ein Grund dafür ist, dass wir uns ein Leben lang weiterentwickeln. Ob es berufliche Vorhaben sind oder private Ziele, ob man ein herausforderndes Projekt im Job starten will oder aus nicht so guten Ernährungsgewohnheiten gute machen möchte – immer wieder haben wir kleinere oder größere Veränderungen vor uns. In Wahrheit möchten wir eben nicht das Gefühl haben, auf der Stelle zu stehen und nicht weiterzukommen.

Das ganze Leben muss man dafür aber nicht gleich umkrempeln. Bei jeder Veränderung ist es gut, eine Balance zu finden zwischen Bewährtem und Neuem. Auch sollten die Schritte nicht zu groß werden, mit kleineren, realistischen Schritten kommt man besser zum Ziel. Auf dem Weg dorthin möchte dieses Buch Sie begleiten.

Drei Trainingsprogramme enthält es: für die Stärkung der Willenskraft, für die Umstellung auf eine gesündere Ernährung und für ein bewegungsreicheres Leben. Ein Check zu jedem Thema hilft Ihnen dabei, sich selbst besser einzuschätzen.

Die Checks und Coachings wurden von der Psychologin Anne Otto gemeinsam mit verschiedenen Experten und Expertinnen aus Wissenschaft und Praxis entwickelt. Sie sind fundiert – und gut im Alltag umsetzbar. Nehmen Sie Zettel und Stift zur Hand und legen Sie los!

> **Tipp:** Besorgen Sie sich ein Notizbuch und führen Sie ein Journal zu den Coachings, in dem Sie Ihre Gedanken und Vorhaben dazu festhalten.

KAPITEL 1

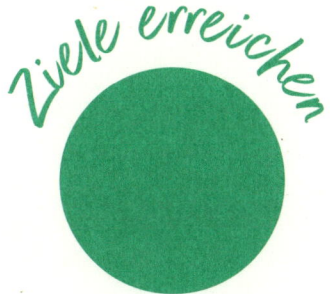

Ziele erreichen

Rock und roll

Eine aufgeräumte Wohnung wünschen sich Millionen Menschen. Auch unsere Autorin. Sie hat sich an die Arbeit gemacht.

Von Marianne Wellershoff

Angefangen hat alles mit meinem Führerschein. Den brauchte ich für einen Antrag. Ich bewahre ihn immer in meiner Geldbörse auf, im Fach mit den wichtigen Dokumenten wie dem Personalausweis. Nur: Da war er nicht.

Nun muss man wissen, dass meine Geldbörse im Verlauf vieler Jahre immer dicker geworden ist, aufgebläht von einer wachsenden Zahl von Bonuskarten aus Plastik, die da steckten, weil man sie vielleicht irgendwann bei einem spontanen Einkauf einsetzen könnte. Die Börse war so dick, dass ich oft darauf angesprochen wurde, was mir, klar, unangenehm war. Und dann fielen auch noch dauernd die Karten heraus, weil die Fächer ausgeleiert waren.

Es musste also eine neue Börse her. Zuerst habe ich mich nach einer größeren umgesehen. Dann habe ich überlegt, zwei zu kaufen – eine fürs Geld und eine für die Karten. Aber als ich in einem Kaufhaus die Portemonnaies in der Auslage durchging, fiel mir eines in die Hände, von dem ich gleich wusste: Das ist es. Es hat verschiedene Fächer mit Reißverschlüssen und Druckknöpfen und ein großes Fach für Scheine. Und es passen genau acht Plastikkarten hinein. Alle anderen Karten habe ich weggeworfen.

Ich liebe diese Geldbörse. Sie ist übersichtlich geordnet, es ist alles darin, was ich wirklich brauche, aber auch nicht mehr. Sie vermittelt mir das gute Gefühl, die Dinge im Griff zu haben. Das war der Anstoß dafür, mehr Ordnung ins Leben zu bringen. Genauer gesagt: in unsere Familienwohnung.

Ist schon klar, unsere Wohnung hat Ähnlichkeit mit meiner alten Geldbörse, wogegen mein Mann seit Jahren so unermüdlich wie erfolglos anarbeitet. Mein Büro sieht nicht besser aus und hat schon zweifelhafte Prominenz erlangt: Eines Tages kam eine Gruppe Menschen herein, allen voran der begeisterte Artdirector einer Werbeagentur, der einen Imagespot für den SPIEGEL konzipierte und auf der Suche war nach dem chaotischsten Büro in der Redaktion. Man hatte ihn gleich zu mir geführt. »Ja, so muss es bei einem Journalisten aussehen!«, verkündete er mir fröhlich. Ich sollte dann auch noch irgendwelche Papiere in die Luft werfen. Den fertigen Spot habe ich mir lieber nicht angesehen – im Gegensatz leider zu vielen anderen in der Redaktion.

Ich habe also beschlossen, dass ich die gleiche schöne Klarheit in unsere Wohnung bringen will wie in meine neue Geldbörse. Mein Mann war ausgesprochen erfreut über dieses Projekt. Unsere zehnjährigen Zwillingstöchter teilten mir dagegen mit, dass sie für das Experiment nicht zur Verfügung stünden.

Mein Plan war, das erfolgreichste Aufräumbuch zu lesen und jene Ratschläge zu befolgen, die mir einleuchteten. Die Recherche war schnell erledigt: »Magic Cleaning« von der Japanerin Marie Kondo, die auch in einer Netflixserie zu sehen ist, seit vielen Jahren als internationale Koryphäe des perfekten Aufräumens gilt und laut Coverreklame eine Million Bücher verkauft hat. An Messies. An Verzweifelte. An Optimierer. An Menschen mit neuen Vorsätzen. An Menschen wie mich. »Jeder kann es lernen« – der Satz im Vorwort hat mir gleich Mut gemacht. Das Versprechen auf ein »völlig neues, glückliches, erfülltes Leben« hörte sich ziemlich gut an.

Dass es gar nichts an der Großproblemlage ändert, wenn man jeden Tag ein bisschen aufräumt, war mir schon vor Kondos Buch aus langjähriger frustrierender Erfahrung klar. Völlig neu aber war für mich, dass man nicht Zimmer für Zimmer oder Schublade für Schublade aufräumt, sondern nach Dingen. Also Kleidung, Schuhe, Bücher, Schriftstücke und Unterlagen, Verpackungen, Schnickschnack, Fotos, Kosmetikartikel. Außerdem arbeitet man jede Kategorie in einem Rutsch durch, schnell und perfekt. Erst wird entrümpelt, dann sortiert man das Übriggebliebene an einen festen Ort. Denn, so banal wie wahr: Unordnung besteht daraus, dass Dinge sich nicht an ihrem Platz befinden oder, noch schlimmer, gar keinen Platz haben.

Alles aus einer Kategorie wirft man auf einen Haufen, geht diesen durch und überlegt, was man behalten will, weil es einen glücklich macht. Bei dem Rest bedankt man sich und weg damit: zum Recycling, in die Altkleidersammlung oder in den Mülleimer.

Ich habe mit Schuhen angefangen, weil ich zu denen ein unsentimentales Verhältnis habe. Außerdem besitze ich weniger Schuhe als T-Shirts. Oder unsortierte Papiere. Allerdings lagerte eine Kiste mit »Möchte ich vielleicht irgendwann mal wieder tragen«-Schuhen im Keller. Hinten im Regal an der Stirnwand. Ich habe eine halbe Stunde dafür gebraucht, Möbel, Kartons, eine Dachbox fürs Auto, Holzlatten, Pappaufsteller und ein selbst gebasteltes Treibhaus aus dem Keller zu räumen, um überhaupt zur Kiste durchzudringen. Das hat mir deutlich gemacht, dass es hier eine weitere Problemzone gibt.

Ich kannte alle meine Schuhe, die ich im Wohnzimmer auf einen Haufen geworfen hatte, was mir das befriedigende Gefühl gab, zumindest einen Überblick gehabt zu haben. Der Berg war trotzdem erschreckend hoch, und zu meiner Verteidigung habe ich nur anzuführen, dass sich dort 20 Jahre Schuhgeschichte türmte. Probeweise habe ich mich in einen Stiefel aus der Kellerbox gezwängt. Entweder war er schmaler geworden oder mein Fuß breiter, jedenfalls war sofort klar, dass ich diese Stiefel nie wieder tragen würde. Am Ende habe ich alle Schuhe aus der Box in die Altkleidersammlung gegeben.

Die anderen habe ich in eine große Schublade eingeordnet, links die Sneaker, rechts die Sandalen. Eine meiner Töchter kam vorbei: »Das sieht sowieso bald wieder aus wie vorher«, sagte sie und ging weiter. Sie hat das Recht, das zu sagen, denn sie befolgt Marie Kondos Ratschläge, ohne diese zu kennen. Sie räumt nie Tag für Tag ein bisschen auf (sondern gar nicht), dafür aber immer mal wieder schnell, perfekt –

und radikal. Sie schiebt alles, was sie nicht mehr haben will, aus ihrem Zimmer in den Flur. Gelesene Bücher, Malvorlagen, angekaute Stifte, zerbrochene CD-Hüllen, Krimskrams aus Kindergeburtstagsabschiedstüten, an manchen Tagen auch einfach den ganzen Schreibtisch. Sie sagt dann: »Mein Zimmer sieht jetzt schön leer aus.« Im Gegensatz zum Flur. Irgendwann stelle ich still und leise den Schreibtisch wieder zurück.

Nach Kondos Anleitung habe ich Strümpfe sortiert und gerollt und, nach Farben geordnet, in alte Schuhkartons gestellt, weil sie dann nicht herumkullern. Ich habe meine T-Shirts auf DIN-A5-Größe gefaltet und in einem schönen Farbverlauf aufrecht nebeneinandergestellt. Die Blusen habe ich von dunkel (links) nach hell (rechts) aufgehängt, die Röcke gerollt, Hosen von den Bügeln genommen, gefaltet und in die Schublade eingeordnet. Nach Jahreszeiten und Farben sortiert. An diesem Tag habe ich vier Müllsäcke für die Altkleidersammlung gefüllt und einen für die Recyclingkiste bei dem großen schwedischen Klamottenhändler. 47 Kleiderbügel sind seitdem ohne Job.

Auch wenn es nun deutlich luftiger im Kleiderschrank ist: Ich sehe, dass ich erst mal keine neue Kleidung kaufen muss. »Selbstbewusst, zufrieden, ausgeglichen« mache das Aufräumen, schreibt Kondo. Zumindest vermitteln die T-Shirts mir das Gefühl, dass alles seine Ordnung hat.

Eine Kollegin berichtete mir, sie habe jetzt ihre Wildlederstiefel gerollt und dadurch Platz gewonnen und sei sehr glücklich darüber. Überhaupt habe ich festgestellt, dass Aufräumen für viele ein emotionales Thema ist: Ich kam mit dem Hausmeister unseres Wohnprojekts ins Gespräch. Seine Familie habe sich von 220 auf 100 Quadratmeter verkleinert. Zahlreiche Wochenenden hätten sie auf Flohmärkten verbracht, seien praktisch alles losgeworden und hätten sogar ein paar Tausend Euro eingenommen. Spaß gemacht habe es auch. Inzwischen hielten sich alle in der Familie an die Regel: Wenn etwas Neues kommt, muss etwas Altes gehen. Außerdem achte er auf Qualität, damit Schuhe oder Polohemden viele Jahre hielten. Er wirkte zufrieden. Ausgeglichen. Andere dagegen haben die Augen verdreht: »Du hast doch nicht etwa Marie Kondo gelesen? Rollst du jetzt auch T-Shirts?«

Nachts habe ich mir den Keller vorgenommen, das Wissen um das Chaos da unten hatte mich auf einmal bedrückt. Das ist eben die Kehrseite des Aufräumens: Je ordentlicher die Wohnung wird, desto störender wird die Unordnung. Ich habe überlegt, wer die weißen Stoffbahnen gebrauchen könnte, die wir bei unserer Hochzeit als Tischdecken benutzt hatten, und wer die Vorhänge aus unserer früheren Wohnung. Kinderklamotten, zu klein gewordene Schlittschuhe, Spielzeug – für alles gab es Abnehmer. Eine Kiste stand noch im Weg: die Laserdiscs meines Mannes. Als ich Tage danach aus der Redaktion nach Hause kam, lagen sie in ordentlichen Reihen auf dem Boden. Mein Mann war dabei, sie auf eBay einzustellen. Bis auf einige wenige Konzertfilme, bei denen brachte er es nicht übers Herz. Ich glaube, wir haben nicht mal ein Abspielgerät.

Auch bei ihren Fans umstritten ist Kondos Rat, nur 30 Bücher zu besitzen. Ich bin mit Büchern aufgewachsen, ich lese gern, ich habe unseren Töchtern gern vorgelesen, und ich habe ein sehr schönes Regal, auf das ich ein bisschen stolz bin. Nein, das bleibt, wie es ist.

Also: fast. Ich habe eingesehen, dass wir nicht alle Kinderbücher behalten können. Was ich nicht wusste: Sich von Büchern zu trennen ist schwierig. Nicht nur aus emotionalen Gründen, sondern auch weil es schwer ist, Interessenten zu finden. Mein Anruf bei den Hamburger Bücherhallen verlief ungefähr so: »Bis November nehmen wir in der Zentrale nichts mehr an. Sie können es in den Stadtbibliotheken versuchen. Aber bitte nicht mehr als zehn Bücher auf einmal!« Ich sah mich schwere Tüten von Bücherei zu Bücherei schleppen, gehetzt zwischen Arbeitsschluss und Ende der Öffnungszeit – nein danke. Eine Kita, der ich Bücher schenken wollte, reagierte nicht auf meine Mail, die Nachbarn winkten ab. Ich war frustriert von unserer Überflussgesellschaft, in der alle von allem zu viel haben. Wir auch. Bei zwei Schulbibliotheken hatte ich sofort Glück. Das sagt vermutlich alles über die staatlichen Ausgaben für Bildung.

Mehr als acht Stunden habe ich gebraucht, um die Papiere und Akten und Unterlagen in meinem kleinen Arbeitszimmer zu sortieren. Weil sie als Gebirgslandschaft meinen Schreibtisch vollständig bedeckten, hatte ich schon seit Langem lieber am Esstisch gearbeitet. Ich habe Ordner mit uralten Kontoauszügen für zehn Euro im Recyclinghof schreddern lassen. Ich hatte auch schon meine Reportagen, die ich während der Aufnahmeprüfung für die Journalistenschule geschrieben hatte, in die Altpapierkiste geworfen. Die habe ich dann doch wieder hervorgewühlt. Ich war noch nicht bereit, mich von Erinnerungsstücken zu trennen. Das sei, so Kondo, auch die schwierigste Aufgabe.

Eine Wohnung aufzuräumen, schreibt Marie Kondo, dauere sechs Monate. In dieser Zeit ordnet man nicht nur T-Shirts neu, sondern auch Gewohnheiten und im besten Fall die Gedanken. Ich packe die frisch gewaschenen T-Shirts an ihren Platz in der Farbpalette und freue mich darüber, wie übersichtlich und hübsch das ist. Ich räume die benutzten Teller gleich in die Spülmaschine. Ich hänge meine Jacke in der Garderobe auf; leider als Einzige in der Familie. Ich hefte nur Rechnungen ab, die ich für das Finanzamt oder für Garantiefälle brauche, der Rest ist Altpapier. Mein Schreibtisch ist tadellos benutzbar. Es ist eigentlich gar nicht so schwer.

Ich bin noch nicht fertig mit dem Aufräumen, und ich glaube, das wird man in Wahrheit auch nie. Aber ich weiß jetzt, wie es geht, und allein damit anzufangen hat dazu geführt, dass ich mich verändert habe: Ich will jetzt ordentlich sein. Oder zumindest: ordentlicher. Weil ich mich dann weniger belastet fühle als in einer Umgebung, die aus To-dos besteht.

Ach ja, meinen Führerschein habe ich auch wiedergefunden. Er lag unter dem Korb mit den alten Zeitungen.

»Hilfe, morgen ist die Prüfung!«

Der Psychologe und Coach Julius Kuhl erklärt, warum es Menschen so schwerfällt, ihre Vorsätze in die Tat umzusetzen.

Ein Interview von Marianne Wellershoff

SPIEGEL: Herr Kuhl, »Wo ein Wille ist, ist auch ein Weg«, heißt ein Sprichwort. Ist denn da nach Ihrer Erfahrung tatsächlich etwas dran?

Kuhl: Natürlich. Das Sprichwort betont die Bedeutung der Motivation: Die besten Fähigkeiten helfen nicht, wenn man nicht motiviert ist. Allerdings kann es genau hier schon problematisch werden: Nicht in jeder Situation reicht der Wille aus, um auch zum Ziel zu kommen; manchmal fehlt es an den Ressourcen.

SPIEGEL: Und an welchen?

Kuhl: Die erste Panne wäre, den Vorsatz zu vergessen. Man braucht also ein intentionales Gedächtnis, das viel gemeinsam hat mit dem Kurzzeitgedächtnis. Man kann sich ungefähr drei bis sieben Absichten merken. Wenn man sich zehn Dinge gleichzeitig vornimmt, kann es schwierig werden mit der Umsetzung.

SPIEGEL: Also lieber nur fünf?

Kuhl: Besser, man reduziert noch weiter. Denn wenn man einen Vorsatz in die Tat umsetzen will, dann braucht man Handlungsenergie. Doch die wird durch jeden Vorsatz, den man bildet, erst einmal gedämpft.

SPIEGEL: Das klingt kontraproduktiv.

Kuhl: Ist es aber nicht. Dieser Energieabfall verhindert vorschnelles Handeln. Das ist im Prinzip gut, denn man muss ja zunächst eine Strategie und eine Gelegenheit finden, um den Vorsatz umzusetzen. Es gibt natürlich auch die Kehrseite: Wenn man jemanden lähmen will, dann muss man ihm nur genug Dinge in Auftrag geben, die er nicht sofort erledigen kann. Da gehen Energie und Laune gleich in den Keller. Das sollte man bedenken, wenn man viele gute Vorsätze fürs neue Jahr schmiedet.

SPIEGEL: Und wie kommt man dennoch in die Gänge?

Kuhl: Indem man sich selbst motiviert. Das können Menschen allerdings unterschiedlich gut. Manche springen ganz schnell an und merken gar nicht, dass sie sich selbst motivieren müssen, da geschieht das automatisch. Sie haben das, was wir Selbstmotivierungskompetenz nennen. Andere müssen sich ganz bewusst Belohnungen als Anreiz schaffen. Und mit der Motivation ist es nicht geschafft. Oft muss man erst noch einen Weg finden, den Vorsatz umzusetzen. Das ist besonders wichtig, wenn es innere oder äußere Widerstände gibt. Hier kommt also zur Motivation eine Kompetenz hinzu: Es geht um die Fähigkeit, den eigenen Lösungsraum einzuschalten. Zum Beispiel: Ich habe mir vorgenommen, morgens laufen zu gehen. Aber jetzt regnet es. Um den Widerstand zu überwinden, greift man auf seinen ganz persönlichen Erfahrungsschatz zurück, indem man ein Spektrum an Handlungsoptionen findet: Hier gibt es meist etwas, das das Problem löst, wie ich den Widerstand überwinde.

SPIEGEL: Zum Beispiel?

Kuhl: Man stellt sich die Frage: Welche Strategie habe ich in meinem Leben in so einer Situation schon mal erfolgreich eingesetzt? Was hat bei anderen funktioniert? Vielleicht hat es ja einer Freundin geholfen, dass sie die Sportschuhe immer neben das Bett stellt. In unserem Erfahrungsgedächtnis speichern wir unter anderem persönlich relevante Handlungsmöglichkeiten. In der Psychologie nennen wir dieses persönliche Erfahrungsgedächtnis das Selbst, weil es unsere eigenen, ganz persönlichen Erfahrungen, Bedürfnisse, Fähigkeiten und Handlungsmöglichkeiten bereitstellt. Das ist ein so riesiges Netzwerk, dass wir bewusst immer nur einen Teil davon erfassen. Man muss also in schwierigen Situationen einen guten Zugang zur unbewussten Wissensbasis der Erfahrung haben. Doch der ist manchmal verstellt.

SPIEGEL: Wodurch?

Kuhl: Durch Stress zum Beispiel. Der entsteht, wenn ich mir zu viel auf einmal vornehme, wenn ich einen Berg unerledigter Dinge vor mir herschiebe. Dann schalten Teile des Gehirns, die das Selbst mit seinen vielen Lösungsmöglichkeiten unterstützen, einfach ab. Die Folge ist ein Tunnelblick, man wird unflexibel. Außerdem gibt es noch fünf verschiedene

Persönlichkeitsmuster, die sich negativ auf das Erreichen von Zielen auswirken.

SPIEGEL: Können Sie die bitte beschreiben?

Kuhl: Da ist erstens der Typ, der auf Anforderungen mit Unlust reagiert. Das manifestiert sich meistens als Aufschieberitis, also Prokrastination.

SPIEGEL: Können diese Menschen lernen, diesen Punkt zu überwinden? Also anpacken statt aufschieben?

Kuhl: Ja, wenn aufgrund von Hindernissen oder Widerständen der Mut sinkt, hilft Ermutigung. Eltern, Freunde, Mitarbeiter, Vorgesetzte können mit Ermutigungen und guten Ratschlägen Energie geben und einen Weg aufzeigen. Diese Alltagserfahrung wird verinnerlicht, irgendwann ist man dann in der Lage, sich selbst zu ermutigen.

SPIEGEL: Wenn man denn das Glück hat, auf so weise Mitmenschen zu treffen.

Kuhl: Richtig, nicht jeder Vorgesetzte ist dazu in der Lage oder fühlt sich zuständig. Dann muss man sich andere Menschen suchen, die einen ermutigen, einen Coach etwa. Der zweite Aufschieberitistypus ist der fröhliche Optimist.

SPIEGEL: Was ist bei dem das Problem?

Kuhl: Eher lustorientierte Menschen können gar keine Vorhaben anpacken, die schwierig umzusetzen sind. Wenn sie auf Widerstände stoßen, dann lassen sie das Vorhaben rasch mal fallen oder sagen auf Nachfrage beispielsweise, dass sie ihr Versprechen, etwas zu erledigen, völlig vergessen hätten. Diese Menschen haben zwar die Energie, um etwas auf den Weg zu bringen, deshalb klettern sie oft die Karriereleiter hoch. Aber sie halten es nicht aus, wenn ihr Schwung durch ein Hindernis gebremst wird. Sie haben sozusagen Schwierigkeiten mit Schwierigkeiten, weil die die schöne positive Stimmung dämpfen.

SPIEGEL: Leider ist die Welt voller Hindernisse.

Kuhl: Eine gut bekannte Lösung ist: Diese Manager delegieren unangenehme, komplexe Aufgaben. Dafür werden sie ja bezahlt. Was aber können sie tun, wenn sie auf unangenehme Aufgaben treffen, die sie selbst lösen müssen? Dann müssen die Lustorientierten eben üben, mit Frustrationen umzugehen. Denn wenn sie nicht lernen, Widerstände zu überwinden, dann verpassen sie viele Lernchancen und schöpfen ihr Potenzial nie aus.

SPIEGEL: Welche Persönlichkeitstypen gibt es noch, die häufig nicht ihr Ziel erreichen?

Kuhl: Der dritte Typus kommt erst in die Gänge, wenn die Angst ein kritisches Niveau übersteigt. Also: Hilfe, morgen ist die Prüfung, jetzt muss ich mich dringend an den Schreibtisch setzen! Angst mobilisiert und stellt Handlungsenergie bereit. Aber Angst blockiert die Kreativität. Das liegt, wie schon erwähnt, daran, dass bei Angst und Stress der Zugang zum persönlichen Erfahrungsgedächtnis, also der Selbstzugang, erschwert wird. Diesen Vermeidungstyp erkenne ich in der Prüfung daran, dass er auswendig Gelerntes herunterleiert, aber nicht in der Lage ist, zwischen Informationen Querverbindungen herzustellen, kreativ zu denken. Denn das geht nur, wenn man Zugang zum persönlichen Erfahrungsgedächtnis hat, Angst blockiert den Zugang jedoch. Das Gegenteil vom Angsttypus ist die Nummer vier: der Bequemlichkeitstyp, der auch nicht zum Ziel kommt.

SPIEGEL: Der ist also einfach zu faul?

Kuhl: Ich würde lieber von gelassen sprechen. Er macht sich keinen Druck – womit auch die Energie verloren gehen kann, Vorsätze in die Tat umzusetzen. Das wird dann gern positiv umgedeutet in »Ich schone meine Kräfte«, oder es werden andere verantwortlich gemacht dafür, dass nichts geschieht. Diese Menschen halten sich für sehr glücklich, aber sie schneiden sich oft von ihren Wachstumsmöglichkeiten ab, und sie sind unsensibel gegenüber ihren Mitmenschen. Wenn Dinge nicht klappen und immer die anderen dafür verantwortlich gemacht werden, dann kann dieser Typus auch ein übersteigertes Misstrauen entwickeln. Man kann es mit dieser Typologie weit bringen, man kann damit sogar Präsident der Vereinigten Staaten werden.

SPIEGEL: Und Nummer fünf?

Kuhl: Das ist der Autonomietypus. Er kann Pläne nicht umsetzen, wenn er sich in seinem Autonomiebedürfnis eingeschränkt fühlt. Das kann so weit gehen, dass sogar selbst gesetzte Vorsätze als Zumutung von außen wahrgenommen werden. Diese Menschen sind leicht gereizt und unbewusst voller Ärger, den sie sich aber meist nicht zugestehen. Oft haben sie in der Kindheit die Erfahrung gemacht, dass ihr Wille nicht respektiert wurde und wenig Platz war für freies Entscheiden. Im schlimmsten Fall wird dann sogar schon eine Empfehlung oder ein Wunsch als Fremdbestimmung erlebt.

SPIEGEL: Wer Hindernisse überwinden will, braucht Energie. Woher kommt die?

Kuhl: Da sind wir bei der Fähigkeit zur Selbstmotivierung. Man muss auf sein persönliches Erfahrungsnetzwerk zurückgreifen können, denn dieses hat Zugang zu Emotionen, zum Sinnerleben und sogar zum Immunsystem. An diesem weitgehend unbewussten Erfahrungsnetzwerk scheint die rechte Großhirnhälfte beteiligt zu sein. Vereinfacht gesagt: Hier entsteht die Willenskraft.

SPIEGEL: Ist diese Kraft eine unbegrenzte Ressource?

Kuhl: Das kommt darauf an. Wenn wir uns disziplinieren, in einer Art innerer Diktatur uns selbst an die Kandare nehmen, dann wird man irgendwann erlahmen wie ein überanstrengter Muskel. Im schlimmsten Fall endet das im Burnout. Die Kraft, die aus dem Selbst kommt, entsteht dagegen aus einer Art innerer Demokratie, man kann sich mit seinem ganzen Selbst für etwas entscheiden. Diese Kraft ist deshalb eine Ressource, die über weite Strecken trägt.

SPIEGEL: Lernt man schon als Kind, diese innere Kraft zu entwickeln?

Kuhl: Ja, jedenfalls dann, wenn die Eltern das Kind aus sich selbst heraus gedeihen lassen, ihm also zumindest ab und zu Raum geben für eigene Einfälle und eigene Vorlieben. Die größte Gefährdung der Entwicklung liegt darin, dass man dem Kind dauernd explizite Instruktionen gibt und es einseitig nur die Erwartungen der Eltern spüren lässt. Dann funktionieren die Kinder womöglich zunächst ganz prima, sie sind brav und erledigen, was man ihnen aufgetragen hat, aber auf Dauer geht das selten gut. Die Kinder entwickeln keine Lust daran, eigene Ziele zu erreichen, oder sie haben Schwierigkeiten, sich auferlegte Ziele zu eigen zu machen.

SPIEGEL: Was also wäre die richtige Strategie, wozu würden Sie raten?

Kuhl: Dem Kind genügend Freiraum zu geben, sich zu äußern, von sich zu erzählen und das tun zu lassen, was ihm Freude macht, damit es ein stabiles Selbst entwickelt und lernt, dass es mit seinen Handlungen zum Ziel kommt. Dann fließt diese große Energie aus dem Selbst. Allerdings muss das Kind auch lernen, dass nicht alles immer wie von selbst läuft, sondern dass Widerstände überwunden werden müssen. Wenn es diese Erfahrung nicht machen kann, erzieht man das Kind zum fröhlichen Prokrastinierer.

Buchtipp: Julius Kuhl, Maja Storch: *Die Kraft aus dem Selbst.* Mannheim: Huber Verlag, 2012.

Meine neue Antriebswelle

Ein Ziel zu haben, ist das eine, den manchmal langen und steinigen Weg dorthin zu schaffen, das andere. Gebraucht wird dafür Willenskraft. Mit diesem Selbsttest finden Sie heraus, wie klug Sie Ihre Willenskraft einsetzen.

Motivation wird überschätzt. Viele Menschen, die versuchen, Ziele zu verwirklichen, sind sehr motiviert. Sie wollen sich gesünder ernähren, sich mehr bewegen oder eine Fremdsprache lernen. Was ihnen dann oft fehlt, ist Willenskraft, also die Energie, die man aufwenden muss, um Pläne in die Tat umzusetzen. »Die Rolle der Willenskraft wird häufig unterschätzt oder sogar übersehen«, sagt Hans-Georg Willmann, Psychologe und Coach aus Freiburg. Dabei liegt im Willen die Kraft, die ein Vorhaben bis zum Ziel treibt. »Im Gegensatz zur persönlichen Motivation, die mal niedrig und mal hoch ist, ist die Willenskraft immer eine Ressource, die limitiert ist. Das bedeutet: Man muss sie klug einsetzen, sich auf wenige Vorhaben konzentrieren.« Wie gut man seine Willenskraft nutzen und stärken kann, sei letztlich eine Frage des Trainings, sagt Willmann.

Anhand der Checkliste können Sie überprüfen, wie effizient Sie Ihre Willenskraft einsetzen – und wo Sie kostbare Energie verschwenden. Außerdem erhalten Sie Tipps, wie Sie Teilaspekte des Willens wie etwa Ausdauer weiter stärken.

Mehr Wissen

Unter Willenskraft versteht man die Fähigkeit, kurzfristigen Ablenkungen zu widerstehen, um langfristige Ziele zu erreichen. Eine Untersuchung der University of Pennsylvania ergab, dass Schülerinnen und Schüler, die über große Selbstdisziplin verfügten, bessere Ergebnisse bei Tests hatten, fleißiger zur Schule gingen und eher zu sehr begehrten Highschool-Kursen zugelassen wurden. Eine starke Selbstdisziplin war sogar mehr mit akademischem Erfolg verbunden als der Intelligenzquotient.

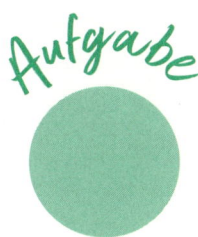

Aufgabe

Beantworten Sie die Aussagen auf den folgenden Listen mit »Ja« oder »Nein«. Wenn Sie sich nicht sicher sind, wählen Sie die Antwort, die eher passt. Zählen Sie alle »Ja«-Antworten zusammen, notieren Sie die Zahl im Extrakästchen.

1

Ja Nein

Bevor ich mir ein Ziel setze, überprüfe ich, ob das auch wirklich mein Wunsch ist – oder nur eine fixe Idee.

Ich weiß, ob ich eher durch Beziehungen zu anderen Menschen, durch Leistung oder durch das Gefühl, Einfluss zu haben, angetrieben werde.

Ja   Nein

Was mir wirklich wichtig ist, kann ich klar sagen. ☒ ☐

Wenn ich merke, dass ich mich sabotiere, suche ich ☒ ☐
nach Gründen: Ich überlege zum Beispiel, ob mir
das Ziel überhaupt entspricht.

Ich frage mich nur selten, ob ich vielleicht auch das ☒ ☐
anstreben sollte, was meine Nachbarn oder meine
Kollegen erreicht haben.

Ergebnis: _____ 5 _ x Ja

2

Ich will viele verschiedene Sachen ändern, etwa ☒ ☐
gesünder essen, Sport machen, Neues lernen.
Die vielen »Baustellen« demotivieren mich manchmal.

Klar will ich gesünder essen, doch dann kommt ☒ ☒
mir eine Packung Eiscreme oder eine Essenseinla-
dung dazwischen.

Oft nehme ich mir vor, aktiv zu werden, aber blei- ☒ ☐
be dann am Internet oder TV hängen – und auf
der Couch sitzen.

Ich bin oft im Stress und deshalb häufiger mal ab- ☒ ☐
gelenkt oder fahrig.

Ja   Nein

Wenn ich genau sagen soll, was ich konkret ändern ☐ ☒
will, fällt es mir schwer, das klar zu benennen.

Ergebnis: ____4____ x **Ja**

3

Dreimal in der Woche Sport? Das passt nicht in ☒ ☐
mein Leben, da nehme ich mir lieber weniger vor.
Das setze ich dann aber auch um.

Ich überlege mir im Vorfeld genau, wann und wo ☐ ☐
ich zum Beispiel Sport- oder Lerneinheiten in den
Tag integrieren kann.

Klar, es gibt auch Hindernisse wie Zeitmangel. Ich ☐ ☐
bedenke das bei der Planung mit.

Wenn ich ein Verhalten ändern will, dann frage ich ☐ ☐
eher »Was will ich anders machen?« als »Was will
ich sein lassen?«.

Ja   Nein

Ich überlege immer, ob die Dinge, die ich mir vornehme, mir auch ein bisschen Spaß machen, sonst
hat es keinen Sinn.

Ergebnis: _____ x **Ja**

4

Wenn ich mir vornehme, etwas zu verändern,
also zum Beispiel Sport zu machen, dann klappt
das für ein paar Tage. Danach lasse ich es schlei-
fen.

In Sachen Veränderung bin ich vielleicht zu optimistisch, sobald ich etwas ein-, zweimal geschafft
habe, denke ich: Jetzt läuft es.

Veränderungen brauchen Zeit? Diesen Spruch
mag ich nicht. Warum nicht einfach Dinge im
Hauruckverfahren von heute auf morgen ändern?

Ich hatte schon Phasen, in denen ich mehrere Wochen ein Ziel verfolgt habe. Aber dann verliere ich
den Faden und falle wieder zurück in alte Muster.

Ja   Nein

Wenn es Rückschläge gibt, ich zum Beispiel zweimal hintereinander nicht zum Sport gegangen
bin, dann lasse ich oft gleich den ganzen Plan fallen.

Ergebnis: _____ x Ja

5

Wenn etwas Frustrierendes in meinem Alltag passiert – ich im Stau stehe, einen Fehler bei der Arbeit mache –, komme ich schnell wieder in Balance.

An manchen Tagen bin ich müde und schlecht gelaunt; dennoch bleibe ich meistens bei meinen Plä-
nen, wie Freunde zu treffen oder Sport zu machen.

Manchmal scheitere ich an meinen Vorhaben, esse
zum Beispiel wieder zu viel Süßes. Dann kehre ich
am nächsten Tag zu meinem Vorhaben zurück.

Ich kann mir selbst gut zureden und mich in eine
halbwegs elanvolle Stimmung bringen, wenn ich
etwas anpacken will.

Ja   Nein

Wenn ich etwas nicht ändern kann, versuche ich, ☐ ☐
es zu akzeptieren.

Ergebnis: _____ x **Ja**

6

Ich stelle mir genau vor, wie mein Leben aussieht ☐ ☐
und wie ich mich fühlen werde, wenn ich ein Ziel
erreicht habe.

Wenn ich gerade etwas Neues lerne oder ein Ziel ☐ ☐
verfolge, achte ich darauf, dass ich genug esse, trinke, schlafe und es mir körperlich gut geht.

Mit allen Sinnen präsent zu sein, fällt mir leicht ☐ ☐
und hilft mir.

Ich formuliere Ziele immer positiv, also immer auf ☐ ☐
ein neues Verhalten hin, das mir gefällt.

Wenn ich etwas anstrengendes Neues lerne oder ☐ ☐
übe, entdecke ich schnell, was mir daran Freude
macht.

Ergebnis: _____ x **Ja**

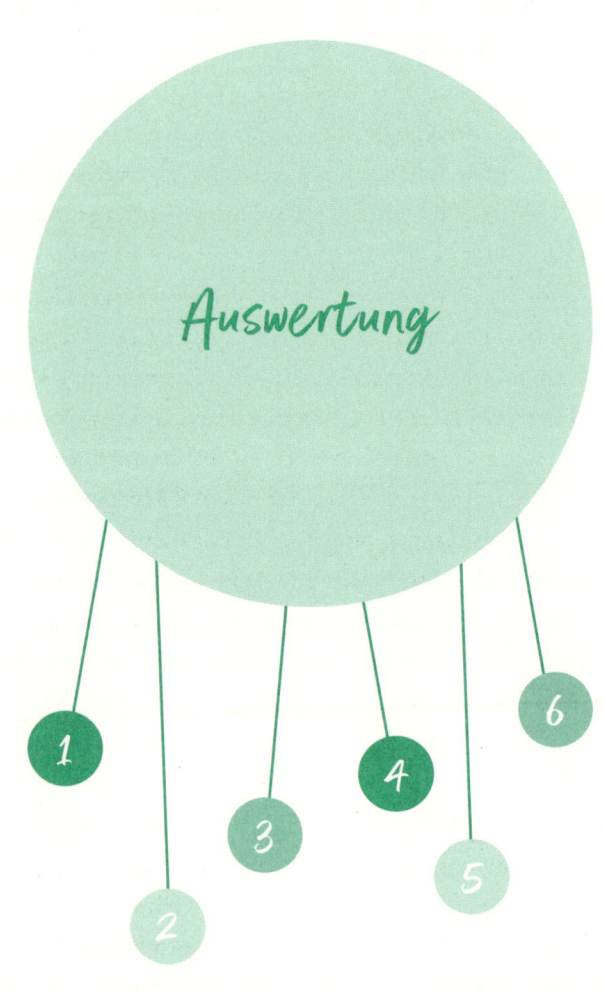

Auswertung

Kennen Sie Ihre inneren Motive?

Sie haben in dieser Checkliste dreimal oder häufiger »Ja« angekreuzt? Dann haben Sie wahrscheinlich einen guten inneren Kompass und wissen, welche Ziele zu Ihren grundsätzlichen Motiven passen. Denn es gibt – grob eingeteilt – drei Grundmotive, die bei jedem Menschen anders ausgeprägt und nur schwer veränderbar sind. Motiv eins: Diesen Menschen ist vor allem Kontakt zu anderen Menschen wichtig. Motiv zwei: Hier dominiert das Leistungsmotiv, also der Wunsch, immer neue und herausfordernde Aufgaben zu lösen. Motiv drei: Hier geht es um Macht, Status und Mitspracherecht.

Natürlich überlappen und mischen sich diese Motive auch. Doch es ist wichtig, ungefähr zu wissen, welche Motive welche Priorität haben. Falls Sie auf dieser Liste weniger als dreimal »Ja« angekreuzt haben, kann es sein, dass Sie diese Einteilung bisher nicht kannten oder nicht für wichtig hielten. Doch sie ist es. Denn wer sich Ziele entgegen der inneren Motive wählt, erlebt oft Ambivalenzen und neigt unter Umständen dazu, sich zu sabotieren. Plant etwa jemand mit einem Leistungsmotiv ein Sabbatical, kann sein Anspruch, permanent gute Ergebnisse abzuliefern, beim Gelingen der Auszeit in die Quere kommen. Wer solche Motiv-Widersprüche frühzeitig erkennt, kann besser mit diesen umgehen und zum Beispiel Kompromisse finden, damit das Leistungsmotiv auch im Sabbatical ein bisschen »Futter« bekommt.

Tipp: Sie wollen sich gesünder ernähren, eine Fortbildung oder mehr Sport machen? Nutzen Sie dafür Ihre inneren Motive: Sind Sie ein Kontakttyp, dann suchen Sie sich eine Gruppe oder einen Verbündeten. Sind Sie ein Leistungsmensch, definieren Sie messbare Ziele, zum Beispiel mit Kilometerangaben oder Strichlisten. Sind Sie ein Machtmensch, kann es Sie anspornen, wenn jemand für Sie tätig wird, zum Beispiel ein Ernährungsberater. Oder Sie buchen den Topanbieter unter den Fitnessstudios. Seien Sie einfallsreich, und probieren Sie, Ihre inneren Motive möglichst passgenau für Ihre praktischen Ziele einzusetzen.

Sind Sie fokussiert?

Wenn Sie in dieser Checkliste zweimal oder häufiger mit »Ja« geantwortet haben, könnten Sie ein Problem damit haben, sich klar auf ein Ziel zu konzentrieren. Entweder Sie versuchen, viele Pläne gleichzeitig zu verfolgen, oder Sie vergessen Ihr eigenes Vorhaben schnell, sobald Ihnen im Alltag neue Angebote oder Ablenkungen begegnen. Falls Sie jetzt innerlich zustimmen, sind Sie in guter Gesellschaft. Fokussiert Ziele zu verfolgen ist auch aufgrund der permanenten medialen Reizüberflutung schwer geworden.

Es lohnt sich allerdings sehr, an diesem Punkt anzusetzen. Denn ein starker Fokus ist die halbe Miete, wenn es darum geht, Ziele zu erreichen. Denken Sie noch mal daran, dass Willenskraft eine begrenzte Ressource ist, die rasch verpufft, wenn Sie nicht konkrete, machbare Ziele anvisieren. Falls Sie in dieser Liste seltener als zweimal »Ja« angekreuzt haben, wissen Sie das bereits und haben vielleicht schon gelernt, den Alltagsablenkungen etwas entgegenzusetzen, zum Beispiel durch kurze tägliche Meditationen, Achtsamkeitsübungen oder bewusste Pausen. Bleiben Sie dabei.

Tipp: Üben Sie Digital Detox. Stellen Sie TV, Computer, Playstation außer Reichweite oder in die Abstellkammer, und installieren Sie »Time-out«-Apps auf Ihrem Smartphone. Sie werden verblüfft sein, wie sehr der Verzicht auf permanenten Medienkonsum das Erreichen Ihrer Ziele erleichtert. Denn: Ohne den Zugriff auf die medialen Ablenkungen fällt das Anfangen leichter – und wenn Sie erst losgelegt haben, bleiben Sie auch eher dran.

Planen Sie realistisch?

Sie haben wahrscheinlich schon einige Ziele durch gute, alltagstaugliche Planung erreicht, wenn Sie in dieser Liste **dreimal oder häufiger mit »Ja« geantwortet** haben. Ein Vorhaben in kleine Schritte einteilen, günstige Zeitfenster festlegen, sich nicht überfordern, auch einen Plan B bereitlegen, wenn Hindernisse auftauchen – all das ist wichtig, wenn man Veränderungen des Lebensstils oder ein Punktziel, beispielsweise eine Gehaltserhöhung, anvisiert. Haben Sie hier nur wenige Male »Ja« angekreuzt, könnte es für Sie sinnvoll sein, sich mit konkreten Planungstechniken aus der Motivationspsychologie zu beschäftigen. Auch wenn es für Sie ungewohnt ist.

Tipp: Als Rolls-Royce unter den Motivations-Planungs-Instrumenten gelten heute Wenn-dann-Pläne. Ihre Wirksamkeit ist gut erforscht. Letztlich geht es darum, dass Sie zu Ihren Vorhaben möglichst konkrete Wenn-dann-Sätze formulieren. Wollen Sie beispielsweise zweimal in der Woche ins Fitnessstudio gehen oder abends für sich gesund kochen, legen Sie sich Sätze zurecht wie »Wenn ich montags und mittwochs nach Hause komme, nehme ich meine Sporttasche und gehe ins Fitnessstudio«. Oder »... nehme ich die eingekauften Zutaten aus dem Kühlschrank und fange an zu kochen«. Je mehr konkrete Eckdaten in dem Satz verstaut sind, desto eher speichert das Gehirn den gewünschten Ablauf und kann bei der Umsetzung unterstützen.

Ein wichtiger Teil der Arbeit mit solchen Sätzen ist auch die Beschäftigung mit Hindernissen: Sie können mit Wenn-dann-Formulierungen das Straucheln schon vorher gedanklich umgehen und Lösungen einbauen, zum Beispiel mit einem Satz wie »Wenn es montags und mittwochs bei der Arbeit länger dauert, dann gehe ich statt ins Fitnessstudio zumindest die drei Kilometer zu Fuß nach Hause«. Das Bauen von wirksamen Wenn-dann-Sätzen erfordert etwas Übung. Tägliche Hilfe bietet hier zum Beispiel die Woop-App, mitentwickelt von der Motivationspsychologin Gabriele Oettingen: https://woopmylife.org/

 ## Haben Sie genug Ausdauer?

Dranbleiben ist wichtig. Wenn Sie in dieser Checkliste **zwei-mal oder seltener mit »Ja« geantwortet** haben, wissen Sie wahrscheinlich: Ausdauer ist der zentrale Faktor, wenn es darum geht, ein Verhalten auch wirklich langfristig zu verändern. Denn wenn wir anders essen, uns anders bewegen, Neues lernen wollen, müssen bestimmte, seit Ewigkeiten eingeübte Automatismen überwunden werden, und das dauert laut Motivationsforschung rund zwei Monate. Viele Menschen unterschätzen, wie zäh die alten Gewohnheiten sind, und geben sich zu wenig Zeit.

Wenn Sie an dieser Stelle dreimal oder noch häufiger »Ja« angekreuzt haben, könnten Sie zu dieser Gruppe von Leuten gehören. Versuchen Sie, sich ab jetzt mehr Zeit für die Veränderungen zuzugestehen und geduldiger mit sich selbst zu sein.

Tipp: Belohnen Sie sich im Laufe der Veränderungsphase immer mal wieder für das, was Sie bereits erreicht haben. Wenn Sie eine gewisse Strecke geschafft haben, zum Beispiel dreimal beim Sport oder beim Spanischkurs waren, können Sie sich etwas Schönes gönnen. Wichtig: Aus lerntheoretischen Gründen ist nur eine unregelmäßige Belohnung – mal nach dem dritten Mal, dann nach dem fünften – effektiv. Eine regelmäßige Belohnung, beispielsweise nach jedem Mal Sport, ist kontraproduktiv. Belohnen Sie sich außerdem nie mit etwas, das Ihrem Ziel entgegenläuft: Wenn Sie etwa Fitness machen, um etwas Gewicht zu verlieren, sollten Sie sich nie mit Essen belohnen, sondern mit einem Buch, einem Kinobesuch oder nach ein, zwei Monaten mit einem Paar neuer Schuhe.

5 Können Sie Ihre Gefühle steuern?

Gefühle regulieren und bewusst lenken? Daran sind Sie wahrscheinlich gewöhnt, wenn Sie in dieser Liste dreimal oder häufiger mit »Ja« geantwortet haben. Gut so. Sich selbst in eine neutral-ausgeglichene oder positive Stimmung zu bringen, ist für das Erreichen von Zielen wichtig. Nur so kann man Rückschläge abfangen oder wirft nicht gleich alle Vorsätze über Bord, wenn man mal beim Sport schwächelt oder dem Süßigkeitenstand auf dem Markt nicht widerstehen kann. Eine Form von mildem Optimismus hilft, sich immer wieder in die Spur zu bringen.

Starke Emotionen wie Wut auf sich selbst, Frustanfälle oder auch Euphorie, die sich nicht dauerhaft aufrechterhalten lässt, führen hingegen leicht dazu, dass Sie sich von Ihren Zielen ablenken lassen, unüberlegt und impulsiv handeln. Wenn Sie in diesem Check weniger als dreimal mit »Ja« geantwortet haben, kann es sein, dass Ihnen bei der Zielerreichung manchmal Ihre heftigen oder pessimistischen Gefühle einen Strich durch die Rechnung machen. Es könnte Ihnen helfen, ab jetzt etwas gemäßigter zu reagieren: Alle Impulse, die in Richtung »Jetzt ist es eh schon egal« oder »Das bringt doch alles nichts« gehen, sind als Warnsignal zu verstehen. Lassen Sie sich darauf nicht ein! Versuchen Sie in solchen Momenten, bewusst zu einer halbwegs zuversichtlichen Stimmung zurückzufinden.

> **Tipp:** Wenn etwas nicht gelingt, sagen Sie sich selbst ein paar freundliche Worte, zum Beispiel »Ach, das kann schon mal vorkommen«. Verurteilen Sie sich nicht als schwach, schlecht oder unfähig, und lenken Sie das innere Selbstgespräch auf Dinge, die Sie schon erreicht haben. Wem das schwerfällt, der kann sich vorstellen, einer Freundin oder einem Freund Trost zuzusprechen. Wichtig: Mit positivem Denken hat das nichts zu tun. Es geht darum, freundlich und fair gegenüber sich selbst zu sein.

 ## 6 Kennen Sie die Kniffe?

Es gibt Menschen, die haben eine eiserne Willenskraft und fokussieren sich zäh und ausdauernd auf ihre Ziele. Irgendwann früh im Leben haben sie das gelernt – denn Willenskraft ist nicht angeboren. Doch nicht jeder hat eine derartige Marathonmentalität entwickeln können. Die meisten Menschen brauchen Tricks und Hilfsmittel, um Pläne in die Tat umzusetzen.

Wenn Sie in dieser Liste zweimal oder häufiger mit »Ja« geantwortet haben, sind Ihnen einige der Willenskrafttricks bereits bekannt, oder Sie setzen flankierende Hilfen eher unbewusst ein. Das ist gut, denn die Willenskraft braucht Schutz und Anschub, besonders wenn man neue Ziele ins Visier nimmt. Wenn Sie bisher bei der Umsetzung Ihrer Vorhaben häufiger mittendrin gestrauchelt sind und in dieser Checkliste weniger als zweimal mit »Ja« geantwortet haben, würde es sich für Sie lohnen, ein paar grundlegende Kniffe zur Stabilisierung der Willenskraft zu kennen. Neben ausreichendem Essen, Trinken und Schlafen hilft oft eine positive Visualisierung des Ziels. Man kann sich im Alltag immer mal wieder vorstellen, wie man sich fühlt, wenn man das Ziel erreicht hat, zum Beispiel gelassener geworden ist oder fit durch den Wald joggt.

Tipp: Die eigene Körperhaltung kann helfen, sich selbst immer wieder auf das Ziel zu fokussieren: Wenn Sie etwas Anstrengendes umsetzen wollen, bringen Sie sich in eine aufrechte Haltung, und atmen Sie tief und ruhig. Denn Ihre Haltung wirkt sich auf Ihr Erleben und Verhalten aus und kann Ihnen so ebenfalls Antrieb geben.

COACHING

Vorhaben umsetzen

Wer Vorhaben realisieren will, dem hilft der Aufbau von Willenskraft. In diesem Coaching lernen Sie diese innere Ressource besser kennen. Sie trainieren Ihren Willen wie einen Muskel. Und mit der neuen Kraft und Ausdauer können Sie auch längere Wege zum Ziel schaffen.

Dauer

Man braucht oft einen langen Atem, um ein Ziel zu erreichen – auch das Ziel, mit diesem Coaching die Willenskraft zu stärken. Es ist deshalb ratsam, dass Sie die Übungen auf einen Zeitraum von ein oder zwei Monaten verteilen. Ideal wäre es, jede Woche einen Schritt zu machen. Wichtig: Es werden in diesem Coaching verschiedene Teilbereiche der Willenskraft geschult. Es lohnt sich daher, alle Übungen auszuprobieren!

Schritt 1: Innere Motive finden

Bevor Sie gleich auf Ihre Ziele losstürmen, geht es in diesem ersten Schritt darum, Ihre inneren Motive besser kennenzulernen und zu prüfen. Fragen Sie sich, was Sie antreibt, was Ihnen wirklich wichtig ist. Passt die Idee, mehr Sport zu machen, einen neuen Job zu suchen, zu Ihnen? Und wenn ja: Welche Umsetzung entspricht Ihrer Persönlichkeit und Ihren Motiven?

Übung

Um für Ihren persönlichen Antrieb ein besseres Gefühl zu bekommen, schauen Sie sich die inneren Grundmotive an, und überlegen Sie, welches davon für Sie leitend und belohnend ist:

Kontakt

Wer dieses Motiv hat, möchte mit anderen Menschen verbunden sein, wünscht sich Anschluss und Anerkennung und empfindet das als wichtig, stärkend und belohnend.

Macht

Mitsprechen und mitgestalten können, Status gewinnen und hohes Ansehen genießen, all das treibt Menschen mit diesem Grundmotiv an.

Leistung

Ehrgeiziges Lernen, persönliche Entwicklung und ständiges Gefordertsein sind für Menschen mit diesem Motiv wichtig.

Welches der drei Grundmotive ist für Sie wichtig? Notieren Sie es hier:

(Sie können auch alle drei Motive aufschreiben. Bilden Sie dann aber eine Reihenfolge.)

Achten Sie darauf, dass ein Ziel, das Sie formulieren, mit Ihren grundlegenden Motiven zusammenpasst. So erleichtern Sie sich das Umsetzen von Vorhaben.

Schritt 2: Ziele finden und formulieren

Gehören Sie zu den Menschen, die viele Ziele haben und nicht genau wissen, wo sie anfangen sollen? Damit sind Sie nicht allein. Die meisten Menschen haben eher zu viele Ziele und formulieren Pläne außerdem sehr allgemein und wenig alltagstauglich. Hier lernen Sie, ein passendes Ziel auszuwählen – und griffig zu formulieren. Zwei Übungen helfen Ihnen dabei.

Übung: Brainstorming der Wünsche

Schreiben Sie in dem nachfolgenden Kasten zunächst alle Ziele auf, die Sie sich gesetzt haben und die Ihnen spontan einfallen. Sowohl kleine Vorhaben (»Ich will in einem Chor singen«) als auch größere Ziele (»Ich wäre gern Führungskraft«) oder Veränderungen des Lebensstils (»Ich wäre gern zehn Kilogramm leichter«) sind erlaubt. Schreiben Sie alles auf:

Lesen Sie sich Ihr Ziele-Brainstorming nun noch einmal durch, und überlegen Sie, welches der Ziele – egal ob ganz klein oder ganz groß – Ihnen im Moment am wichtigsten ist. Folgende Leitfragen helfen bei der Auswahl:

- Welches Ziel löst bei Ihnen das Gefühl von Sehnsucht, Weite oder Wehmut aus? Gibt es einen emotionalen Impuls, dass etwas wichtig sein könnte?

- Welches Ziel wirkt zu vernünftig, ein bisschen auswendig gelernt oder überholt?
- Was wäre »nice to have« – interessiert Sie aber nur halb?
- Was scheint schwer, aber wichtig und »an der Zeit« zu sein?
- Welches Ziel passt auch zu Ihrem inneren Motiv Kontakt, Leistung oder Macht (siehe Schritt 1)?

Suchen Sie nun ein Ziel heraus, das Sie weiterverfolgen wollen. Eins reicht. Haben Sie es? Dann notieren Sie es:

Übung: Ziele formulieren

Nun geht es darum, das Ziel so zu formulieren, dass Sie es mit Ihrer Willenskraft verbinden können. Sie finden hier eine Liste mit Punkten, die Ihnen helfen, Ihr Ziel so zu definieren, dass Sie damit im Alltag arbeiten können. Gehen Sie in drei Schritten vor:

1. **Finden Sie die passende Größe:** Achten Sie darauf, dass das Ziel nicht zu groß ist. »Ich will gesund essen« oder »Ich will mehr Geld« sind zu weite, zu unklare

Vorhaben. Das Ziel muss machbar und fassbar werden. Was bedeutet das bezogen auf Ihr Ziel?

2. **Konkretisieren Sie:** Ein Ziel sollte messbar sein, sodass Sie zu einem bestimmten Zeitpunkt sagen können, ob Sie es erreicht haben oder nicht. Formulieren Sie also statt »Ich will reisen« lieber »Ich will nächstes Jahr im August drei Wochen lang durch Argentinien reisen«. Was bedeutet das für Ihr Ziel?

   Ziele zu formulieren ist nicht ganz einfach. Halten Sie durch, und seien Sie in diesem Schritt genau – es lohnt sich.

3. **Positive Wendung:** Formulieren Sie das Ziel unbedingt positiv. Sagen Sie nicht »Ich will nicht mehr so viel Süßes essen«, sondern »Ich will jeden Tag einmal Gemüse essen«. Was bedeutet das für Ihr Ziel?

Formulieren Sie das konkrete, messbare, fassbare Ziel:

Legen Sie für die Zeit des Coachings – also etwa für die kommenden sechs Wochen – fest, wie oft in der Woche, wie oft am Tag etc. Sie Ihr Ziel verfolgen oder ein neues Verhalten ausführen wollen. Haben Sie es? – Toll. Dann fangen Sie an!

3

Schritt 3: Zeit gezielt einsetzen

Anfangen ist oft schwer. Vielen kommt es vor, als hätten sie einen riesigen Berg an Arbeit vor sich, der nur mit sehr viel Zeit und Mühe zu erledigen ist. Dabei liegt der Grund für das Verzagen auf der Hand: Je mehr Zeit man für eine Sache einplant oder glaubt, einplanen zu müssen, desto mehr quält man sich. Hier lernen Sie, das zu ändern. Sie wenden nur begrenzte Zeit für eine Aufgabe auf – und kommen dem Ziel trotzdem näher.

Viele Aufgaben dauern im Grunde so lange, wie man Zeit dafür einplant. Das klingt ein bisschen paradox, ist aber häufig nachgewiesen worden. Wenn man also ein Ziel konkret auf den Weg bringen will, helfen Zeitlimits und Zeitknappheit. Dazu lernen Sie jetzt eine konkrete Technik. Wenden Sie diese in Bezug auf Ihr Ziel an – oder für kleine, unangenehme Aufgaben im Alltag, die Sie aufschieben.

Werkzeug: Nur kurz

So seltsam es klingt: Es kann effektiv sein, sich für eine Lerneinheit Englisch nur 15 Minuten zu nehmen, für eine Bewerbung eine Stunde und für die Planung einer großen Reise einen Tag. Der Trick ist, dass Menschen zügiger arbeiten und sich tatsächlich eher an ein Projekt setzen, wenn sie wissen, dass die Zeit begrenzt ist. Die Idee etwa, »einen ganzen Tag lang« an einer Steuererklärung oder einer Bewerbung zu arbeiten, ist quälend und kontraproduktiv.

Wenden Sie in den nächsten Tagen die Verknappungsregel auf Ihr Ziel an. Setzen Sie knappe Zeiten an, von einer halben Stunde, Stunde oder – bei Aufgaben, für die Sie sich sonst den ganzen Tag genommen hätten – drei Stunden. Hören Sie nach der festgelegten Zeit dann auch tatsächlich auf, an der Sache zu arbeiten. Probieren Sie die Technik in dieser Woche, wenn es geht, zwei- bis dreimal aus.

Welche Zeit beziehungsweise Häufigkeit setzen Sie für Ihr Ziel in dieser Woche an?

_____ Minuten

_____ Stunden

_____ -mal in der Woche

Auch diese Zeitverknappungs-Übung trainiert die Willenskraft. Falls diese Technik bei Ihnen gut funktioniert, wenden Sie sie so oft wie möglich an.

Und nun denken Sie einmal an unliebsame Alltagsaufgaben. Setzen Sie sich für diese ab jetzt ebenfalls ein Zeitlimit, zum Beispiel fünf Minuten saugen, putzen, Ablage machen. So fangen Sie eher damit an!

Schritt 4:
Konzentration auf das Ziel

Um ein Ziel zu erreichen, müssen Sie sich darauf fokussieren. Dazu ist es wichtig, sich auch im Alltag immer wieder ganz bewusst auf Ihr Ziel zu konzentrieren. Das war zu allen Zeiten schwierig. Heute, wo wir medialen Dauerreizen ausgesetzt sind und Ablenkungen überall lauern, ist das noch komplizierter. In diesem Schritt des Coachings lernen Sie deshalb, Ihre Willenskraft zu bündeln und zu lenken.

Übung: Einen Rahmen setzen

Fernbedienungen, Tablets, Chipstüten, Bier aus dem Kühlschrank oder Klingeltöne auf dem Mobiltelefon: All das sind Ablenkungen, die Sie von Ihrem Ziel wegtreiben. Denken Sie noch einmal an Ihr persönliches Ziel, und versuchen Sie in dieser Woche, die Umgebung zu Hause und im Job so zu gestalten, dass alle Verführungen und Ablenkungen außer Griff- und Sichtweite liegen oder sogar unerreichbar sind. Wenn Sie etwas lernen oder zu einer bestimmten Zeit pünktlich zum Sport aufbrechen wollen, räumen Sie die elektronischen Gadgets weg. Wenn Sie Ziele in Bezug auf Ernährung formuliert haben, dann verbannen Sie Snacks.

Schreiben Sie hier drei Ablenkungen auf, die es Ihnen schwer machen, Ihr persönliches Ziel zu erreichen:

Probieren Sie in dieser Woche aus, wie es sich in einer reiz- und ablenkungsarmen Umgebung lebt.

Werkzeug:
Zehn–Minuten–Regel anwenden

Die Anziehungskraft der sozialen Netzwerke oder von Handynachrichten ist für viele Menschen sehr stark. Oft wird die Versuchung, sich in diese digitale Welt zu begeben, besonders drängend, wenn man gerade konzentriert an einer Arbeit sitzt. Versuchen Sie deshalb in dieser Woche, während solcher konzentrierten Arbeitszeiten länger als sonst die Finger von den Medien zu lassen. Wann immer Ihnen in den Sinn kommt, Ihr Handy zur Hand zu nehmen oder Mails zu checken, wenden Sie die sogenannte Zehn-Minuten-Regel an: Sagen Sie sich, dass Sie nun noch zehn Minuten weiterarbeiten. Wenn Sie dann immer noch Lust haben, das Handy zu nehmen, dürfen Sie es tun.

Der Trick: Mit dieser Regel hieven Sie sich über den Drang hinweg, die Nachrichten zu checken – und nach zehn Minuten haben Sie oft schon vergessen, dass Sie sich ablenken wollten. Sie können diese Technik auch anwenden, wenn Sie Lust auf Süßigkeiten haben. Der Satz »Ich warte noch zehn Minuten, wenn ich dann noch möchte, gebe ich dem Impuls nach« ist für viele Situationen ein gutes Hilfsmittel.

Auf welches Verhalten wollen Sie die Zehn-Minuten-Regel anwenden? Schreiben Sie es auf:

Reflexion

Haben Sie versucht, sich den Ablenkungen zu entziehen und sich mehr auf Ihr Ziel zu konzentrieren? Überlegen Sie:

- Wann hat es gut geklappt?
- Was war dann anders als sonst?
- Würde es sich lohnen, die Konzentration weiter zu stärken?
- Und wenn ja/nein – warum?

5 Schritt 5:
Den Alltag mit einbeziehen

Bisher haben Sie vor allem Ihr konkretes Ziel formuliert und verfolgt. Das ist gut. Probieren Sie in diesem Schritt nun zusätzlich aus, wie es ist, Ihr Ziel auszuweiten und in Ihrem Alltag mehr Verhaltensweisen einzuführen, die auf Ihr Ziel einzahlen. Dazu finden Sie hier eine Anleitung und verschiedene Vorschläge.

Check-listen

Die folgenden Listen zeigen Ihnen, welche kleinen Veränderungen bestimmte Ziele stützen und zu bestimmten Zielen passen. Suchen Sie sich eine oder auch mehrere Ideen aus der für Sie passenden Rubrik aus, die Sie in dieser Woche zusätzlich verfolgen wollen. Kreuzen Sie diese an!

Der Sinn dieser Übung ist, das neue Verhalten – also Bewegung, anders essen, Wissensdurst, Planungsfähigkeit etc. – immer mehr einzuüben. Wiederholung führt zur Verfestigung!

Wer mehr Sport und Bewegung ins Leben bringen will, kann im Alltag:

- ☐ mehr zu Fuß gehen
- ☐ sich beim Putzen und Kochen schwungvoll bewegen
- ☐ beim Telefonieren durch die Wohnung tigern
- ☐ im Job mehr stehen und gehen und Treppen steigen
- ☐ mit öffentlichen Verkehrsmitteln fahren
- ☐ mit dem Rad fahren

Wer etwas lernen will, zum Beispiel eine Fremdsprache verbessern oder ein Thema vertiefen, der kann im Alltag:

- ☐ Filme oder Dokus in der Sprache/über das Thema schauen
- ☐ mit Leuten reden, die diese Sprache können oder sich mit dem Thema auskennen
- ☐ Bücher in der Sprache oder über das Thema lesen
- ☐ sich überall, wo es was zu lernen und aufzunehmen gibt, offener und wissbegieriger zeigen als bisher

Wer anders essen will, der kann im Alltag:

- ☐ einfach jeden Tag einen Apfel essen
- ☐ selbst kochen

☐ eine Mahlzeit am Tag später einnehmen als sonst

☐ auf den Nachtisch verzichten und stattdessen eine Folge der Lieblingsserie gucken

Wer ein berufliches Ziel verfolgt, der kann bei der Arbeit:

☐ häufiger mal mit Kollegen sprechen und sich vernetzen

☐ in Kleinigkeiten unerwartet Verantwortung übernehmen

☐ mit Führungskräften oder Entscheiderinnen sprechen, denen man bisher aus dem Weg gegangen ist

☐ in der eigenen Firma/im Bekanntenkreis schauen, wer einem bei dem Schritt, den man machen will, weiterhelfen kann, oder wer schon dort ist, wo man hinwill

Wer reisen will oder andere Selbstverwirklichungsziele oder Lebensträume im Blick hat, der kann:

☐ mit anderen Menschen reden, die Ähnliches schon gemacht haben

☐ Bücher zum Thema lesen

☐ Websites von Abenteurern und Lebenskünstlern durchstöbern

☐ im Alltag generell häufiger danach fragen, was einem jetzt Freude machen würde oder was im Augenblick ein Abenteuer wäre

Haben Sie sich ein oder zwei Kleinigkeiten ausgesucht, einen Ansatz gefunden, der zu Ihnen und Ihrem Ziel passt? Dann versuchen Sie, in der kommenden Woche jeden Tag etwas in dieser Richtung zu tun.

Schritt 6:
Umgang mit Rückschlägen üben

Willenskraft besteht aus mehreren Komponenten. Eine davon ist die Fähigkeit, mit Pleiten, Pech und Pannen umzugehen. Denn oft lässt man gefasste Pläne zu schnell fallen, wenn man es ein- oder zweimal nicht schafft, sie umzusetzen. Das ist jedoch kein Grund, die Ziele aufzugeben. Besser ist es, da weiterzumachen, wo man aufgehört hat. Bleiben Sie in Ihrer Spur. Kleine Kniffe helfen beim Dranbleiben.

Übung: Ein Tier für mehr Willenskraft

Bilder unterstützen Sie dabei, den Willen zu fokussieren und festzuhalten, wie Ihre Willenskraft im besten Fall aussieht. Das hilft dabei, mit der begrenzten Ressource Energie sparsam umzugehen. Stellen Sie sich deshalb vor, wie Sie sich fühlen, wenn Ihre Willenskraft an einem guten Tag wirkt. Und nun überlegen Sie, mit was für einem Tier Sie dieses Gefühl verbinden: Ist es ein Delfin, eine Ameise, ein Krokodil, ein Tiger oder ein Elefant? Alles ist erlaubt, Hauptsache, es passt gut zu dem, was Sie empfinden. Haben Sie ein Tier gefunden? Dann schmücken Sie es noch etwas aus, stellen Sie sich noch genauer vor, wie dieses Tier aussieht, welche Farben es hat, wie es sich bewegt. Behalten Sie dieses Bild für unsichere Phasen im Hinterkopf. Erinnern Sie sich immer an dieses kraftvolle und starke Bild, wenn Sie an Ihren Zielen arbeiten – aber auch, wenn Sie es mal »vergeigen«.

Nehmen Sie sich Zettel und Stift und malen Sie das Tier – oder schreiben Sie in den Kasten, welches es ist. Sie können auch ein Bild einkleben:

> **Tipp:** Wer nicht gern mit Bildern arbeitet, der kann sich auch schlicht vorstellen, wie sich die eigene Körperhaltung im Zustand geballter Willenskraft verändert. Bitte nehmen Sie diese Haltung probeweise ein. Und dann versuchen Sie, diese so oft wie möglich einzunehmen, wenn Sie dabei sind, an Ihren Zielen zu arbeiten.

Schritt 7:
Halbwegs optimistisch bleiben

Ob Wut, miese Laune oder Unsicherheit – negative Stimmungen haben oft einen schlechten Einfluss, wenn man Verhaltensänderungen umsetzen will. Sie tragen dazu bei, dass man schwächelt oder die eigenen Ziele plötzlich sinnlos findet. Was also tun? Sich in eine leicht zuversichtliche Stimmung bringen – ohne es zu übertreiben. Zwei Übungen können helfen.

Suchen Sie sich die Übung aus, die für Sie besser passt und Ihnen mehr Freude bereitet.

Übung: Sinne öffnen

Setzen Sie sich in Ihrem Zimmer aufs Sofa oder auf eine Bank. Atmen Sie ein paarmal ruhig ein und aus, und schließen Sie die Augen. Konzentrieren Sie sich nun auf Ihr Gehör. Versuchen Sie, fünf verschiedene Geräusche wahrzunehmen, und bleiben Sie eine oder zwei Minuten nur bei diesen Geräuschen. Fokussieren Sie sich danach auf Ihre Körperempfindungen, versuchen Sie, zwischen fünf Empfindungen zu differenzieren. Zuletzt können Sie Ihre Augen öffnen. Nehmen Sie nun fünf Gegenstände ganz bewusst wahr. Dann beenden Sie die kurze Meditation.

Sie werden merken: Dadurch, dass Sie die Aufmerksamkeit auf Ihre Sinne lenken, tritt schnell ein Gefühl von Ruhe und Gelassenheit ein.

Übung: Sich selbst stärken

Stellen Sie sich für einige Minuten die Dinge vor, die Sie können und die in den vergangenen Monaten gut gelaufen sind. Lassen Sie ein paar Bilder auf sich wirken, und erlauben Sie sich, die positiven, zuversichtlichen Emotionen zu spüren, die darin stecken. Loben Sie sich für alles, was gelungen ist. Auch wenn Sie dabei weiterhin in einer leicht getrübten Stimmung sind, können Sie bewusst registrieren: Selbstvertrauen und Niedergeschlagenheit sind gleichzeitig möglich.

Schreiben Sie hier eine Situation auf, die Sie gut gemeistert haben:

Nennen Sie drei Dinge, die Sie wirklich gut können und auf die Sie stolz sind:

Diese sanfte Form der Emotionsregulation hilft ganz grundsätzlich, Ihre Willenskraft zu stabilisieren. Diese Übungen lohnen sich auch, wenn Sie gerade kein konkretes Ziel verfolgen.

Schritt 8:
Langfristig Willenskraft aufbauen

Ausdauer ist wichtig, wenn Sie Ziele erreichen wollen. Deshalb geht es im letzten Schritt darum, das Gelernte und Geübte noch mal zu reflektieren und zu überlegen, welche Techniken und Übungen Sie weiterhin anwenden wollen. Sie entscheiden sich hier auch bewusst, ob Sie das anvisierte Ziel weiterverfolgen wollen oder nicht.

Übung

Während die Motivation von Menschen mal klein und mal riesig sein kann, ist die Willenskraft, also die Energie, mit der man die Ziele in die Tat umsetzt, immer begrenzt. Sie besteht aus mehreren Komponenten, die Sie in diesem Coaching trainiert haben. Lesen Sie hier noch einmal die Zusammenfassung der Komponenten, und schauen Sie, welche Teilbereiche der Willenskraft Ihnen vertraut und selbstverständlich sind und welche Teilbereiche Ihnen schwerfallen:

- **Sich selbst kennen:** Wenn man seine Motive kennt und weiß, warum man bestimmte Sachen will, kann man diese Energie nutzen.
- **Entscheiden:** Willenskraft sollte sich nicht auf zu viele Ziele verteilen, dann erreicht man keins davon. Besser: alle Kraft in ein Ziel legen.
- **Fokus:** Wer sich gut konzentrieren kann, steigert seine Willenskraft, hält sie zusammen, erreicht Ziele eher.
- **Emotionsregulation:** Wer negative Emotionen im Griff hat, kann seine Willenskraft besser nutzen.
- **Ausdauer:** Bleiben Sie dran, dann lernen Sie die neuen Verhaltensweisen zuverlässiger und schneller.
- **Frustrationstoleranz:** Wer sich von Rückschlägen und kleinen Pleiten nicht abhalten lässt, wird seine Pläne eher umsetzen können.

- **Selbstwirksamkeit:** Das Wissen, dass man seinen Willen schon oft erfolgreich eingesetzt hat, hilft dabei, es noch häufiger zu tun.

Haben Sie Ihre eigenen Stärken und Schwächen bei der Willenskraft gefunden? Schreiben Sie diese hier auf.

Meine Stärken in Sachen Willenskraft sind:

Meine Schwächen in Sachen Willenskraft sind:

Wie wollen Sie mit diesen Stärken und Schwächen in Zukunft umgehen? Wollen Sie Ihr formuliertes Ziel weiterverfolgen? Wie lange?

Datum: _____

Merksatz

»Kaum verloren wir das Ziel aus den Augen, verdoppelten wir unsere Anstrengungen.« *Mark Twain*

BUCHEMPFEHLUNGEN ZUM WEITERLESEN

Hans-Georg Willmann: *Verblüffend einfach Ziele errei-chen. Elf kleine Tricks mit großer Wirkung,* Offenbach am Main: Gabal Verlag, 2017.

Ziele finden und zeitlich gut einteilen. Visionen entwickeln, sich das Lernen erleichtern. All das vermittelt das Sachbuch des Psychologen Hans-Georg Willmann, der auch unser Coaching mitkonzipiert hat. Wenn Sie davon profitiert haben und das Thema weiter vertiefen wollen, ist das Buch zu empfehlen. Pluspunkt: Der Autor erzählt auch von eigenen Durchbrüchen und Pleiten – das ist aufschlussreich und unterhaltsam.

Gabriele Oettingen: *Die Psychologie des Gelingens,* München: Droemer, 2017.

In den Checklisten wurde bereits erwähnt, dass eines der besten Werkzeuge für das Erreichen von Zielen sogenannte Wenn-dann-Pläne sind. Die Psychologin Gabriele Oettingen ist eine der Wissenschaftlerinnen, die diese Methode entwickelt haben. Das Buch schildert die Hintergründe, die Wirkprinzipien und erklärt, wie Sie die entsprechenden Verhaltenspläne selbst aufbauen können. Für alle, die vor allem Verhaltensänderungen im Alltag anstreben, zum Beispiel anders essen oder sich mehr bewegen wollen.

Brian Tracy: *Ziele – Setzen. Verfolgen. Erreichen,* Frankfurt am Main: Campus Verlag, 2018.

Jahrzehntelang spielte das Thema Zielformulierung vor allem eine Rolle im Bereich Karriereplanung. Der Amerikaner Brian Tracy ist einer der Vertreter dieser Ära und dafür bekannt, dass er die Teilnehmer seiner Veranstaltungen oft große, visionäre Ziele formulieren lässt. Falls Sie gerade im Bereich Beruf und Karriere durchstarten oder Ihr Leben umkrempeln wollen, ist dieser Ansatz zu empfehlen. Wer es eher ruhig angehen möchte, lässt diesen Titel lieber außen vor.

Russ Harris: *Wer dem Glück hinterherrennt, rennt daran vorbei,* München: Goldmann, 2013.

Sie haben den Eindruck, dass zu viele Ziele für die Zukunft Sie unglücklich und hektisch machen? Damit haben Sie möglicherweise recht. Psychotherapeuten wie der Australier Russ Harris betonen immer wieder, dass es wichtig ist, die eigene Lage und Situation zunächst einmal zu akzeptieren, auch wenn dort nicht alles stimmt. Nach dem Motto: Wo ich gerade bin, bin ich am Ziel. Ein lesenswertes, kluges Buch mit vielen praktischen Übungen zum Thema Akzeptanz.

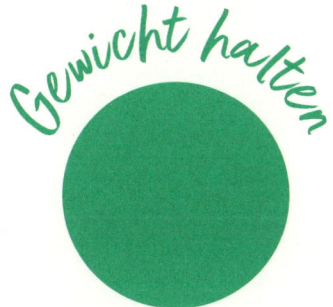

KAPITEL 2

Gewicht halten

Ist Nahrung Medizin?

Alle reden darüber, was man nicht essen darf.
Doch manche Lebensmittel sind heilsam für Körper und Seele.

Von Constanze Löffler

Der 2020 verstorbene Asket Prahlad Jani aus Indien hat angeblich mehr als 70 Jahre nichts gegessen. Unmöglich, sagen Experten. Maximal drei Monate kann ein Mensch ohne Nahrung auskommen. »Wir brauchen regelmäßig Nährstoffe, um gesund zu bleiben«, sagt die Ernährungsmedizinerin Yurdagül Zopf von der Universitätsklinik Erlangen. Allerdings sei unser natürliches Gespür für die richtige Ernährung in den vergangenen Jahrzehnten zunehmend flöten gegangen: »Überfluss, Fast Food und Fertiggerichte haben uns die Orientierung genommen, wenn es um gesunde Ernährung geht.«

Auch der Run darauf, die gesündeste Ernährung zu finden oder die wirksamste Diät zu befolgen, zerstört unser Gefühl für das, was der Körper wirklich braucht, erklärt die Expertin für Klinische und Experimentelle Ernährungsmedizin und rät: »Low Carb, Low Fat — je extremer Sie Ihre Ernährungsform wählen, umso größer ist die Gefahr, dass Sie etwas falsch machen.« Eine ausgewogene Mischkost, das legen zwei große Beobachtungsstudien der vergangenen Jahre nahe, funktioniert immer noch am besten.

Der gesunde Nährstoffmix besteht laut der Deutschen Gesellschaft für Ernährung (DGE) aus etwa 50 Prozent Kohlenhydraten, 30 Prozent Fetten und 15 bis 20 Prozent Eiweißen für einen Erwachsenen. Ballaststoffreiche Lebensmittel wie Getreideprodukte, Gemüse und Obst werden ergänzt durch gesunde Eiweiße aus Milchprodukten und Fetten, die reich an ungesättigten Fettsäuren sind, pflanzliche Öle beispielsweise. Wer sich überwiegend daran hält, darf zwischendurch auch mal sündigen. Ernährungsexpertin Yurdagül Zopf gönnt sich jeden Tag ein Stück Kuchen: »Dafür bewege ich mich täglich sehr viel.« Das Problem ist also nicht, dass wir essen, sondern, was wir essen: »Die Energiedichte der Nahrung, die wir aufnehmen, hat sich in den letzten Jahren deutlich erhöht«, so Zopf. Statt einen Apfel zu schmausen, schlürfen wir einen zuckersüßen Smoothie. Und den Weizenwrap, aus dem das Dressing tropft, ziehen wir der Vollkornstulle mit Käse vor.

Neben der Kalorienmenge spielt die Qualität der Nahrungsmittel eine zentrale Rolle: Billiglebensmittel und Fertiggerichte sollten die Ausnahme, Bioqualität und tierische Lebensmittel aus adäquater Haltung und Fütterung die Regel sein: »Milchprodukte von Tieren mit Weide- oder Heufütterung haben beispielsweise eine bessere Fettqualität und einen höheren Vitamingehalt«, erklärt Stefan Lorkowski, Ernährungswissenschaftler von der Uni Jena.

Der kleine Aufpreis ist eine gute Investition in Umwelt und Gesundheit: Eine Studie kommt zu dem Schluss, dass falsche Ernährung allein im Jahr 2017 elf Millionen Tote in 195 untersuchten Ländern verursacht hat: zu viel Salz, zu wenig Vollkorn und Früchte. Nahrung ist Medizin, das haben kluge Leute längst erkannt. In allen Untersuchungen weltweit schneidet die mediterrane Ernährung am besten ab: Olivenöl, Oliven, Hülsenfrüchte, Fisch und Meeresfrüchte, gelegentlich ein Glas Rotwein, Fleisch dagegen selten. Ein einzelnes Lebensmittel mit idealem Nähr- und Ballaststoffgehalt gibt es nicht – Superfood ade.

Kohlenhydrate

Kohlenhydrate gehören zu den drei Grundbausteinen der Ernährung und sind eine wichtige Energiequelle. Letztlich sind es Zuckermoleküle, die unterschiedlich komplex aufgebaut sind. Enzyme aus Speichel, Bauchspeicheldrüse und Dünndarm zerkleinern Kohlenhydrate zu sogenannten Einfachzuckern. Diese gelangen über die Darmwand ins Blut. Die Leber wandelt sie in Glukose um und speichert sie in Form von Glykogen in Leber und Muskeln. Damit sorgt der Körper dafür, dass die Zucker als Energielieferanten auch zur Verfügung stehen, wenn gerade keine Nahrung in Sicht ist. Denken, radeln, Fenster putzen – selbst im Liegen vor dem Fernseher braucht unser Körper Energie. Rund 180 Gramm Glukose benötigen Erwachsene täglich, um ihren Stoffwechsel am Laufen zu halten, 140 Gramm verbraucht allein das Gehirn.

Vor allem die Nahrungsmittel, die Zucker in seiner Reinform enthalten, gelten als ungesund, denn die kurzkettigen

Kohlenhydrate belasten den Blutzuckerstoffwechsel: Weil die Zucker aus Schokolade, Eis oder Kuchen so schnell in ihre Einzelteile zerlegt werden, treiben sie den Blutzuckerspiegel in die Höhe. Den überschüssigen Zucker baut die Leber in Fett um und speichert es für schlechte Zeiten. Früher waren diese Fettspeicher überlebensnotwendig.

Heute sind die schlechten Zeiten vorbei. Statt die Fettreserven beim Jagen abzurennen, reichern wir immer mehr Fett an. »Zu viel Fettgewebe befeuert chronische Entzündungsreaktionen und kann Erkrankungen wie Fettleber, Herzkrankheiten, Diabetes und sogar Krebs begünstigen«, sagt Ernährungsexpertin Zopf.

Lebensmittel, die den Insulinspiegel langsam ansteigen lassen, sind Hülsenfrüchte, Müsli, Getreide, Gemüse. Sie enthalten Ballaststoffe, die wir nicht verdauen können. »Sie verzögern den Abbau in Zuckermoleküle und führen dazu, dass der Blutzuckerspiegel nur langsam zunimmt«, so Zopf. Günstige Getreidewaren enthalten 5 bis 20 Prozent Ballaststoffe. »Verwenden Sie Lebensmittel, die möglichst naturbelassen sind.« Wer das beherzigt, hat selten Heißhungerattacken – und bleibt gesund.

Empfohlen: Hülsenfrüchte, Vollkornprodukte, ungesüßtes Müsli, Gemüse, Wildreis, Vollkornnudeln

Besser nicht: gesüßte Getränke wie Säfte und Smoothies, Kuchen, Süßigkeiten, Weißbrot, Kartoffeln, Reis, Nudeln, Fertiglebensmittel

Bedarf: die Hälfte der täglichen Nahrungsmenge, vor allem langkettige, verzweigte Kohlenhydrate mit einem hohen Faseranteil

Fette

Fette sind der zweite wichtige Bestandteil unserer Ernährung. Schon im Magen wird die fettreiche Nahrung angedaut. Im Dünndarm spalten Gallensäuren und Enzyme sie in Fettsäuren und Glyceride. Über Darmwand, Lymphe und Pfortader gelangen sie in die Leber, die sie weiterverarbeitet: Fette sind Bausteine für Hormone, Signalmoleküle und Zellwände. Sie schützen uns vor Kälte, dämmen Nerven – und sind die perfekten Energiespeicher: Mit 9,3 Kilokalorien liefert Fett doppelt so viel Energie wie die gleiche Menge Kohlenhydrate oder Eiweiße.

Etwa ein Drittel unserer täglichen Nahrung sollte aus Fett bestehen. »Menschen, deren Fettanteil in der Nahrung bei 30, besser 35 Prozent lag, hatten in Beobachtungsstudien die geringsten Raten an kardiovaskulären Erkrankungen und lebten insgesamt länger«, sagt Ernährungswissenschaftler Lorkowski. »Wer dagegen zu viel Fett vom Ernährungsplan streicht, läuft Gefahr, zu wenig essenzielle Fette und fettlösliche Vitamine aufzunehmen und die fehlende Energie durch einfache, blutzuckersteigernde Kohlenhydrate zu ersetzen.«

Als besonders gesund gelten ungesättigte Fettsäuren. Sie schützen nachweislich vor Arterienverkalkung. Die wichtigsten Vertreter: Omega-3- und Omega-6-Fettsäuren, enthalten in fettreichen pflanzlichen Lebensmitteln wie Nüssen,

Lein- und Chiasamen sowie in Fisch und Mikroalgenöl. Aber auch Pflanzenöle wie Lein-, Hanf- oder Rapsöl sind reich an gesunden Omega-3-Fettsäuren. »Ersetzen Sie, wo immer es geht, gesättigte Fette durch nicht tropisches pflanzliches Öl«, rät Lorkowski.

Gesättigte Fettsäuren treiben dafür den Cholesterinspiegel in die Höhe. Typische Quellen: verarbeitete Lebensmittel wie Sauce béarnaise, Süßigkeiten oder Fertiggerichte. Auch Wurstwaren lassen uns in die Fettfalle tappen: Je nach Fabrikat enthalten sie 20 bis 45 Prozent. Gesünder wären Milchfette, von denen man weniger isst, so Lorkowski: »Sie verspeisen locker eine Bratwurstsemmel, würden aber Ihr Brötchen nicht mit einer Packung Käse belegen!«

Ebenfalls ungesund: Transfette. Sie entstehen, wenn ungesättigte Fettsäuren in Ölen industriell gehärtet werden und etwa Margarine daraus wird. Transfette stehen im Verdacht, das Risiko für Herzgefäßerkrankungen, Fettsucht sowie Altersdiabetes, Bluthochdruck, Schlaganfall und das metabolische Syndrom zu erhöhen. In Fertignahrungsmitteln aus dem Supermarkt sind sie wegen Selbstkontrollen der Industrie kaum noch vorhanden. »Beim freien Verkauf loser Waren fehlt diese Kontrolle«, warnt der Ernährungsexperte. »Frittiertes wie Pommes oder Backwaren wie Croissants, Spritzkuchen und Schweinsohren können nennenswerte Mengen enthalten.«

Empfohlen: Nüsse, nicht tropische pflanzliche Speiseöle, Olivenöl, fetter Kaltwasserfisch wie Makrele, Lachs und Hering

Besser nicht: Wurst, fettes Fleisch, Butter, Sahne, Eier

Bedarf: 60 bis 80 Gramm Fett, am besten mehrfach ungesättigte Fettsäuren, vor allem aus pflanzlichen Quellen

Ballaststoffe

Die unverdaulichen Fasern sind echte Tausendsassas: Quellfähige Varianten aus Hülsenfrüchten dehnen den Magen, machen satt und verhindern Übergewicht. Beta-Glukane aus Gerste verzögern die Aufnahme von Nahrungsfetten, verhindern, dass der Cholesterinspiegel in die Höhe schießt, und schützen so das Herz. Und Zellulose aus Getreidekleie bindet Wasser, lässt die Nahrung aufquellen und bringt den Darm auf Trab. »Die schnelle Darmpassage ist vermutlich ein Grund, warum Menschen, die viel Ballaststoffe essen, seltener an Dickdarmkrebs erkranken«, erklärt Hans Hauner, Ernährungsmediziner an der TU München. »Krebserregende Stoffe können nicht lange genug auf die Darmwand einwirken.«

Die positiven Effekte von Ballaststoffen gehen Metaanalysen zufolge weit über unsere Darmgesundheit hinaus: Erst Anfang des Jahres bestätigten neuseeländische Forscher in einer Übersichtsarbeit ihre Bedeutung: Ballaststoffe schützen vor Altersdiabetes, Herz-Kreislauf-Erkrankungen und Übergewicht, sie verbessern unsere Immunabwehr und stärken die Darmbarriere. Und sie schützen vermutlich sogar vor Brustkrebs. Wie genau, sei unklar, sagt Hauner. Es scheint, dass Mikroorganismen im Darm Ballaststoffe so verstoffwechseln, dass gesundheitsförderliche Spaltprodukte entstehen.

Trotz der gesundheitlichen Vorteile tun wir uns schwer mit den Fasern. Während unsere Vorfahren vor 100 Jahren noch 70, 80 Gramm und mehr täglich davon futterten, liegt unsere Bilanz heute bei mageren 20 Gramm. Die DGE empfiehlt 30, besser 40 Gramm. Eine Portion Vollkornnudeln, zwei Scheiben Vollkornbrot oder leckere Rohkost zum Abendbrot würden uns diesem Ziel schnell näher bringen.

»In den vergangenen Jahrzehnten ist der Anteil an Ballaststoffen in der durchschnittlichen Ernährung trotz des großen Angebots an Vollkornprodukten, Obst und Gemüse nahezu unverändert«, bedauert Hauner. Der Ernährungsmediziner will unsere schlechte Ballaststoffbilanz verbessern, indem er der Deutschen Lieblingsgerichte wie Pizza, Hamburger und Leberkäsesemmel mit Ballaststoffen anreichert. Lieber, sagt Hauner, wäre es ihm zwar, die Leute würden sich gesunde Mahlzeiten selbst zubereiten. »Solange das nicht passiert, brauchen wir gesunde, schmackhafte Fertiglebensmittel.« Hauner nutzt dazu Ballaststoffe aus verschiedenen Getreidearten.

Natürliche Quellen sind pflanzliche Kohlenhydrate. Der Mensch kann sie nicht oder nur sehr eingeschränkt verdauen. Sie gelangen daher in den Dickdarm und werden dort von den Darmbakterien verputzt. Den höchsten Ballaststoffanteil haben nach Getreide feste Obst- und Gemüsesorten. Wer viele Ballaststoffe isst, sollte auch viel trinken – sonst kann es Verstopfungen geben.

Empfohlen: Hülsenfrüchte, Schalenobst und Gemüse, das man kauen muss, Vollkornprodukte, Haferkleie

Besser nicht: ausgemahlene Mehlsorten mit niedrigen Type-Werten, Weißbrot, helle Nudeln

Bedarf: 30 bis 40 Gramm Ballaststoffe, vor allem aus Getreide

Proteine

Pflanzliches oder tierisches Eiweiß? Eher mehr oder weniger? Aus Nüssen, Milch oder Fleisch? So viel steht fest: Eiweiße sind ein unverzichtbarer Bestandteil unserer Ernährung. Verdauungssäfte zerlegen die Nahrungseiweiße auf ihrer Passage durch Magen und Darm in einzelne Aminosäuren. Sie sind die Vorstufen vieler biologisch-aktiver Substanzen – ohne Eiweiße keine Muskeln, kein Eisen- oder Sauerstofftransport im Blut, keine starken Knochen und kein schlagkräftiges Immunsystem. Eiweiße liefern uns Energie, machen uns satt, zügeln den Appetit und helfen uns, das Gewicht zu kontrollieren. Fehlt Eiweiß, leiden Nägel, Haare und Haut; unsere körperliche Kraft schwindet, wir sind erschöpft. Diese Gefahr besteht hierzulande aber nur selten: »Unsere Ernährung enthält in der Regel genug Proteine«, sagt Andreas Pfeiffer, Ernährungsmediziner an der Berliner Charité.

Wie viel Eiweiß für den Einzelnen gesund ist, ist wohl eine Frage des Alters: Während eine eiweißreiche Ernährung bei jungen Erwachsenen das Krebsrisiko erhöhen könnte, schützt sie Ältere über 65 Jahre vor Krebs, Muskelschwund und Knochenbrüchen. Von eiweißreich sprechen Experten, wenn der Anteil der Proteine von den empfohlenen 15 bis 20 Prozent auf bis zu 30 Prozent der Nahrungsenergie steigt. Reichlich Eiweiß beugt Pfeiffer zufolge diversen Krankheiten vor: »In unseren Studien verbesserte eine eiweißreiche Kost den Stoffwechsel bei älteren Diabetespatienten, senkte das Leberfett, reduzierte Entzündungen und besserte das Fettprofil im Blut.«

Außerhalb von Studien verliert sich der günstige Effekt der Proteine allerdings schnell. Der Grund: die Kombination mit ungesunden Nährstoffen. »Leute, die viel Protein essen, ernähren sich eher ungesund«, erklärt Pfeiffer. Will heißen: Das viele Eiweiß stammt vornehmlich aus Fleisch und Wurst. »Gesunde Komponenten wie mehrfach ungesättigte Fettsäuren, Ballaststoffe, Obst und Gemüse werden dabei vergessen.« Die ungesunde Mischkost steigert das Risiko für Arterienverkalkung und Diabetes.

Nicht so bei proteinreicher Nahrung aus pflanzlichen Quellen: Pflanzen punkten mit ihrem Gesamtpaket. Neben Eiweiß enthalten sie Mineralien, Spurenelemente und Ballaststoffe mit vielen positiven Effekten. Noch günstiger als Eiweiß aus Pflanzen sei das tierische Eiweiß aus Milchprodukten, sagt Pfeiffer. »Es steckt voller essenzieller Aminosäuren, wie wir sie für unseren Stoffwechsel brauchen, und hat deshalb eine höhere biologische Wertigkeit.« Unser Körper ähnelt in seiner Zusammensetzung eben doch eher dem Rind als dem Hafer.

Empfohlen: fettarmes, ungesüßtes Milchprotein (Quark, Joghurt), weißes Fleisch, Fisch, Soja, Lupine, Bulgur, Amaranth, Quinoa, Lein- und Chiasamen, Bohnen, Linsen, Kichererbsen, Getreideprodukte, Nüsse, Gemüse wie Erbsen

Besser nicht: Wurst, fettes Fleisch, Eier, Sahne, Käse mit mehr als 50 Prozent Fettanteil

Bedarf: Mindestens 0,8 Gramm Eiweiß pro Kilogramm Körpergewicht. Säuglinge und Kleinkinder, Schwangere und Stillende sowie ältere Menschen brauchen 1 bis 2 Gramm.

Glückshormone

Psychiater behandeln Menschen, die an Depressionen leiden, schon länger mit Mitteln, die die Konzentration des Botenstoffs Serotonin im Gehirn anheben. Die Hoffnung: Steigt der Spiegel des Glückshormons, schwinden miese Gefühle. Zum Teil gelingt das auch. Aber können wir unsere Stimmung auch heben, wenn wir bestimmte Lebensmittel zu uns nehmen?

Vermutlich nicht. Selbst wenn man Serotonin als Pille nähme, könnte es die Blut-Hirn-Schranke nicht passieren. Ein wichtiger – vom Gehirn nutzbarer – Baustein des Serotonins, die Aminosäure Tryptophan, steckt dagegen in Bananen, dunkler Schokolade, Fleisch und Quark. Doch wir müssten täglich 250 Kilogramm Schokolade essen, um ausreichend hohe Konzentrationen von Tryptophan im Blut zu erreichen, hat der Biologe Michael Schemann von der TU München ausgerechnet.

Als Alternative haben sich clevere Marketingstrategen der Industrie ausgedacht, dass sie den Kunden direkt Tryptophan verkaufen. In Apotheken kann man die hochkonzentrierte Aminosäure kaufen, als Trinkfläschchen, Pillen, Pulver.

Doch auch so gelangt der Stoff wahrscheinlich nicht ins Gehirn. »Das meiste Tryptophan, das wir essen, wird schon im Darm zu Serotonin umgewandelt, wo es die Magen-Darm-Tätigkeit reguliert«, sagt Schemann.

Studien zur hoch dosierten Gabe von Tryptophan sind widersprüchlich. Depressive Versuchsteilnehmer berichten durch Tryptophan teilweise Verbesserungen, andere erlebten keine Effekte. Stoffwechselvorgänge im Gehirn über Lebensmittel zu beeinflussen, gelingt also nicht. »Mir ist keine seriöse Studie bekannt, die beweist, dass einzelne Lebensmittel Glücksmomente auslösen, indem sie den Hirnstoffwechsel von Serotonin, Adrenalin oder Oxytocin beeinflussen«, betont Schemann.

Skeptiker halten dem entgegen, dass man durchaus einen Glückskick empfindet, wenn man bestimmte Nahrungsmittel zu sich nimmt. Man denke an den Energieschub durch Traubenzucker, das Glück beim Eisessen oder die vitalisierende Wirkung einer kalten Limo. Doch dieses Mini-High schreibt der Wissenschaftler dem Energieschub zu, den das Gehirn durch den Zucker bekommt. »Zucker dämpft unsere Stressreaktion und besänftigt uns.« Die meisten Glücksgefühle, die Essen auslöst, sind weniger den Nährstoffen zuzuschreiben als unserer Vorliebe für bestimmte Geschmäcke. »Wenn mich der Hackbraten an die leckeren Gerichte meiner Oma erinnert, wird mich schon der Duft glücklich machen«, sagt Schemann.

Die süße Verführung

Wir lieben Zucker mehr, als uns guttut. Mit diesen
Tricks wird die Lust auf Schokolade, Weingummi
oder Kuchen trotzdem nicht zur Last.

Von Carola Kleinschmidt

Maren Martschenko ist Zuckerjunkie. »Seitdem ich Zähne
habe, esse ich zum Frühstück Toast mit Marmelade«, erzählt
die Markenberaterin aus München. »Rosinenschnecke beim
Bäcker, Kuchen am Nachmittag, Schokolade vorm Fernseher – ich kam nicht dran vorbei.« Seit einem Jahr ist damit
Schluss: Martschenko verzichtet auf Industriezucker. Und
sagt: »Ich liebe Süßes!« Wie kann das gehen? Gibt es einen
gesunden Umgang mit süßen Leidenschaften? Bedeutet der
Verzicht nicht ständige Kontrolle und Kasteiung?

Zucker ist so etwas wie die kleine Sucht jedermanns. Keine
Geschmacksrichtung zieht uns Menschen so sehr an. »Anders
als sauer, bitter oder scharf triggert Zucker im Gehirn die
Dopaminausschüttung«, erklärt die Ökotrophologin Maike Ehrlichmann. »So verschafft uns die Handvoll Gummibärchen einen Glückskick.« Das Problem dabei ist nur: Der
Kick hält nicht lange an – und der Zucker triggert nicht

nur Glückshormone, sondern auch die Bauchspeicheldrüse. Sie schüttet Insulin aus, das den Zucker in die Körperzellen schleust, damit er unserem Organismus als Energie zur Verfügung steht. Ist die Zuckerflut weggeschafft, lungert das Insulin im Blut herum und signalisiert: mehr bitte!

Der Effekt: Schon kurz nach der Tafel Schokolade verspüren wir wieder Hunger, oft Heißhunger. Das hat Folgen. »Ein hoher Zuckerkonsum bereitet Gewichtsproblemen den Weg und erschöpft langfristig die Bauchspeicheldrüse«, sagt Ehrlichmann. Das mögliche Ergebnis: Altersdiabetes und Fettleber. Denn um den Zucker zu speichern, verwandelt der Körper die süßen Moleküle in Fett, lagert ihn für schlechte Zeiten in den Organen.

Die meisten wissen genau, dass zu viel Zucker ungesund ist: für die Zähne, die Figur, den gesamten Stoffwechsel. »Fast in jeder Ernährungsberatung kommt das Thema Zucker auf«, sagt Ehrlichmann. »Auch Klienten, die sich gesund ernähren und auf ausgewogene Kost achten, sagen: Das mit dem Zucker kriege ich nicht hin.« Die Ernährungsberaterin hat dafür größtes Verständnis. Sie weiß um den perfiden Mechanismus, der hinter unserer Gier steckt: »Unser Gehirn kann nur nach Zucker fragen, wenn es Energie braucht.«

Weil es rund 20 Prozent unserer täglichen Energie für sich beansprucht, unter Stress sogar mehr, ist unser Denkorgan immer heiß auf schnellen Nachschub. Und purer Zucker ist der flotteste Energielieferant. Andere Nahrungsmittel müssen erst in Magen und Darm aufgeschlüsselt werden, bevor sie als Energiequelle in der Blutbahn landen. Das braucht Zeit und erspart dem Zuckerstoffwechsel die ungesunden Spitzen – aber es ist eben auch keine prompte Antwort auf die Gier des Gehirns.

Isst man Zucker, erhält das Gehirn sofort Futter. In früheren Phasen der Evolutionsgeschichte war das sinnvoll. Reiner Zucker in Honig oder reifen Früchten war selten – und konnte man seiner habhaft werden, hieß es: Schnell satt essen! Erst in der Überflussgesellschaft wird uns dieser Überlebensinstinkt zum Verhängnis.

Und es gibt noch ein zweites Problem: Wir hängen in der Süßspirale fest. »Wenn wir häufig Süßes essen, verschiebt sich die Schwelle, an der wir das Gefühl haben: Das ist süß«, erklärt Ehrlichmann. Die Folge: Wir essen immer süßer oder immer mehr Süßes. Genau aus diesem Grund lehnen Ernährungsexperten Süßstoffe und Zuckeraustauschstoffe wie Saccharin oder Stevia auch eher ab: Statt uns aus der Süßspirale zu befreien, triggern sie diese meist sogar noch.

Was hilft? Ein zeitlich begrenzter Verzicht auf Zucker setzt unser Geschmacksempfinden und damit auch unsere Gier auf null. Schon wer fünf Tage auf den Geschmack süß verzichtet, hat die Chance, seinen Zuckerkonsum neu und bewusster zu gestalten – ganz freiwillig und auf der eigenen Sinneswahrnehmung aufbauend, also ohne Genussmomente zu verlieren. Langfristig ist ein kompletter Verzicht allerdings harte Arbeit, wie Maren Martschenko feststellte: »Zwei Jahre lang hatte ich mir vorgenommen, weniger Zucker zu essen. Aber spätestens wenn es stressig wurde, schrie mein Körper wieder nach Zucker!« Für sie als berufstätige Mutter von drei Kindern sind Stressmomente die Regel – wie also vom Suchtmittel loskommen? »Ich war schon verzweifelt, als ich im Internet auf die ›Tschüss Zucker Challenge‹ stieß«, erzählt Martschenko. Das Ziel: gemeinsam mit 100 Gleichgesinnten und unter Anleitung einer Ernährungstrainerin fünf Tage ohne Zucker aushalten. »Das muss doch zu schaffen sein«, dachte sich die 47-Jährige.

»Ich weiß, dass ich den Teilnehmern viel zumute«, erklärt Coach Daniela Schumacher, die diese Challenge entwickelt hat. »In den ersten Tagen ohne Zucker haben viele typische Entzugserscheinungen, wie Kopfschmerzen, Schwindel, schlechte Laune.« Mit Erklärungen rund um die Ernährung lotst sie die Teilnehmer durch diese quälende Anfangsphase. »Nach der Woche Entzug ist unser Empfinden für süß wieder auf dem Niveau, das ihm zusteht«, erklärt Schumacher. Und das heißt: Süß ist ein extremer Geschmack. Schon in kleinen Dosen können unsere Geschmacksnerven ihn intensiv wahrnehmen. Danach geht es darum, die Auswahl des Essens neu zu justieren. »Die Teilnehmer spüren genau, welche Nahrungsmittel mit Süßkick sie wirklich vermissen. Die können sie in kleineren Mengen wieder in ihren Speiseplan aufnehmen.«

Maren Martschenko war überrascht, wie gut das funktioniert: »Seit der Challenge schmecke ich wieder, dass auch eine Möhre süß ist – und oftmals reicht mir das als süßer Snack.« Auch Obst und Joghurt isst sie wieder. Aber die Hauptmahlzeiten bereitet sie heute aus Gemüse, Hülsenfrüchten, Salaten und Milchprodukten zu – Pizza, Pasta und alle Fertigprodukte, die oft viel Zucker enthalten, hat Martschenko von ihrem Speiseplan gestrichen. »Meine Heißhungerattacken sind weg«, sagt sie.

Dazu kommt ein Nebeneffekt, den sie nicht erwartet hätte: »Ich hatte früher immer extreme Mittagstiefs und war abends völlig schlapp. Beides ist verschwunden. Mein Energiehaushalt ist stabiler.« Der Verzicht auf Zucker schenkt ihr damit auch mehr Lebensqualität.

Tipp: Suchen Sie sich neue Geschmackskicks. Unsere Lust auf Süßes ist auch Ausdruck unserer Lust auf sinnliche Abenteuer oder einen Geschmackskick, der uns aus dem stressigen Alltag herausholt. Genau dort können Sie bei der nächsten Heißhungerattacke auf Gummibärchen & Co. ansetzen: Auch saure oder bittere Lebensmittel liefern nämlich diesen Kick. Und manchmal verscheucht sogar ein bisschen Bewegung die Lust auf Süßes – weil das Hirn sich entspannt. Die Ökotrophologin Maike Ehrlichmann gibt Tipps, wie man die Zuckergier austricksen kann. Einfach ausprobieren und schauen, ob die Süßlust danach noch anhält:

- getrocknete Physalis: schmeckt sauer-bitter, intensiv
- saure Gurke, Oliven
- bittere Salate: Radicchio, Chicorée, Rucola, junger Löwenzahn
- bittere Knabbereien: Walnüsse, Kakaobohnenschale

Denn bittere Lebensmittel dämpfen die Lust auf Süßes, weil sie die gleichen Geschmacksrezeptoren besetzen. Auch bittere Tees lassen den Zuckerschmacht schmelzen, etwa Löwenzahn oder Schafgarbe. Auch kleine Aktivitäten, etwa ein Spaziergang, können ebenfalls die Lust auf Süßes reduzieren.

Eine Portion Genuss

Immer auf Diät? Oder dauernd beim Drive-through? Mit diesen Checklisten können Sie herausfinden, ob Ihre Essgewohnheiten Sie glücklich machen – oder stressen.

»Macht dieses Essen Sie froh?« Diese Frage haben Ernährungswissenschaftler lange überhaupt nicht gestellt. Viele aus der Forschung abgeleitete Tipps vermitteln den Eindruck: Es zählt nicht, ob uns etwas schmeckt, sondern nur, ob es gesund ist. Christoph Klotter, Professor für Ernährungspsychologie an der Hochschule Fulda, sieht das anders: »Die entscheidende Frage ist: Welches Essen macht uns froh und fördert unser Wohlbefinden?«

Mit dem nachfolgenden Selbsttest können Sie herausfinden, wie genussvoll und bewusst Sie sich ernähren. Außerdem erhalten Sie konkrete Tipps, wie Sie mit mehr Freude essen und dabei auch abnehmen können. Sie finden auch heraus, welche Lebensmittel Sie gar nicht mögen und welche für Sie unverzichtbar sind. Danach dürfen Sie sich richten – auch wenn Schokolade und Salami dazugehören.

Mehr Wissen

Was passiert eigentlich, wenn in einer US-amerika-
nischen Stadt das örtliche Football-Team verliert?
Dann steigt am Tag danach der Fast-Food-Kon-
sum an. Das haben Wissenschaftler in einer Studie
herausgefunden. Die enttäuschten Fans versuchen,
mit Burger und Pommes den Frust wegzufuttern – sie
gehören damit zu den emotionalen Essern.

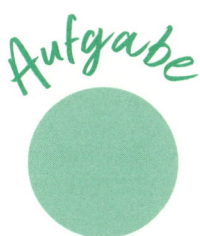

Aufgabe

Beantworten Sie die Aussagen auf den folgenden Listen mit »Ja« oder »Nein«. Wenn Sie sich nicht sicher sind, wählen Sie die Antwort, die eher passt. Zählen Sie alle »Ja«-Antworten zusammen, notieren Sie die Zahl im Extrakästchen.

1

	Ja	Nein
Meistens versuche ich, bewusst zu schmecken, zu riechen und zu fühlen, was ich esse.	☐	☐
Es fällt mir leicht, langsam und genussvoll zu essen.	☐	☐
Ich wähle meine Mahlzeiten danach aus, worauf ich gerade Lust habe, was mir guttut.	☐	☐

Ja   Nein

Meine Lieblingsgerichte kenne ich, und ich esse sie immer mal wieder. ☐ ☐

Für mich ist essen Lebensqualität – und das zelebriere ich auch. ☐ ☐

Ergebnis: _____ x **Ja**

2

Gute Zutaten einzukaufen, die eine gewisse Qualität haben, ist mir wichtig – und macht mir Spaß. ☐ ☐

Während des Essens freue ich mich und bin dankbar, was für eine große Auswahl an Lebensmitteln wir heute haben. ☐ ☐

Ich esse gern regionale Produkte, finde es schön, wenn ich weiß, wo der Kohlrabi oder der Käse herkommt. ☐ ☐

Ich finde: Geld, das man für gutes Essen ausgibt, ist nicht verschwendet. ☐ ☐

Ja   Nein

Essen selbst zuzubereiten hilft mir, einen größeren □ □
Bezug zu den Lebensmitteln zu haben – auch deshalb mache ich es gern.

Ergebnis: _____ x **Ja**

3

Manchmal merke ich gar nicht, wie viel ich zwi- □ □
schendurch esse, wenn es bei der Arbeit hektisch
wird.

Wenn ich bedrückt bin oder das Gefühl habe, mir □ □
hat das Leben übel mitgespielt, greife ich oft zu irgendetwas Essbarem.

Abends, wenn ich mich langweile, fange ich oft □ □
an zu essen.

Wenn ich viel Fast Food, Eis oder Schokolade ver- □ □
drückt habe, bekomme ich oft ein schlechtes Gewissen.

Manche essen bei Stress weniger, ich esse mehr. □ □

Ergebnis: _____ x **Ja**

4

Ja   Nein

Ich weiß, was mir beim Essen guttut – und richte mich danach.

☐ ☐

Es gibt ein paar Lebensmittel, die ich besonders gern mag und die ich auch brauche. Andere bekommen mir nicht, ich lasse sie weg.

☐ ☐

Ich achte darauf, wie ich mich nach einem Essen fühle – und richte meine Auswahl von Lebensmitteln mittelfristig danach.

☐ ☐

Ich weiß, wie oft und wann ich am Tag essen muss, damit es mir gut geht und ich genug Energie habe.

☐ ☐

Ich esse, was ich will – und es bekommt mir gut.

☐ ☐

Ergebnis: _____ x **Ja**

5

Manchmal habe ich das Gefühl, ich weiß schon gar nicht mehr, was man essen darf und was nicht. Das macht mich unsicher.

☐ ☐

	Ja	Nein

Ich bin oft damit beschäftigt, übers Essen nachzu-
denken und darüber, was wohl gesund wäre.

Ich habe es schon mehrfach mit Diäten und
Ernährungsumstellungen versucht – meist erfolglos.

Während einer Mahlzeit achte ich sehr genau darauf, wie viel und was ich esse.

Ich wäre gern konsequenter.

Ergebnis: _____ x **Ja**

6

Mehrmals pro Woche esse ich Tiefkühlgerichte
wie Pizza, Zwiebelkuchen oder Baguettes.

Schokolade, Chips oder Flips esse ich täglich – und
kann oft schwer aufhören, wenn ich einmal angefangen habe.

Fast Food wie Döner, Pommes frites, Burger esse
ich häufig.

	Ja	Nein
Lieber als Wasser trinke ich Eistee, Limo, Cola und andere süße Getränke.	☐	☐
Einfache Joghurts, Müsli oder Kekse mag ich nicht. Es muss schon etwas mit Aroma, Frucht, Schoko oder Crunch sein.	☐	☐

Ergebnis: _____ x Ja

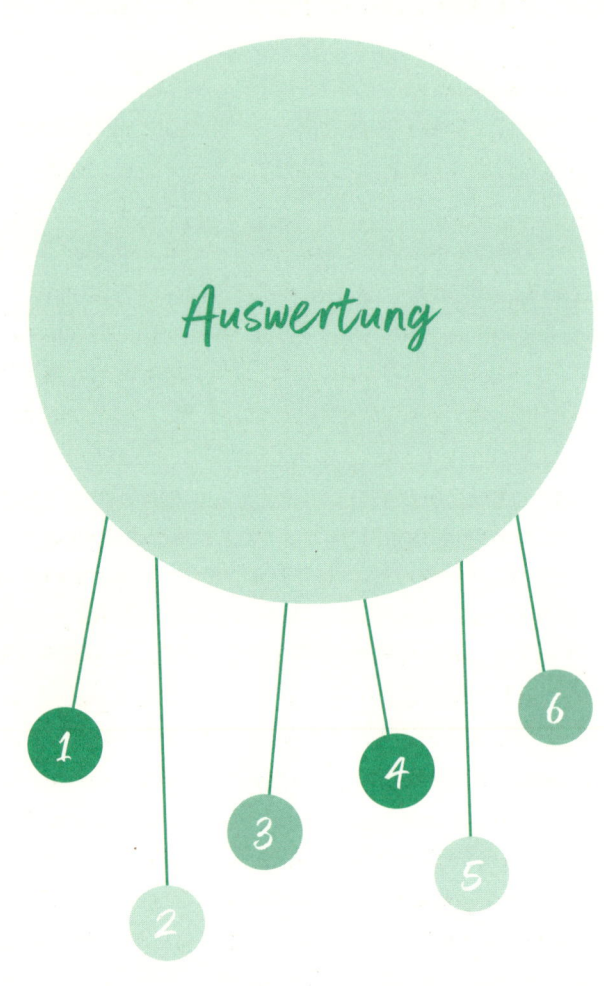

Auswertung

DIE BASIS: Genuss beim Essen

Haben Sie in dieser Liste dreimal oder häufiger mit »Ja« geantwortet? Dann essen Sie wahrscheinlich oft mit Genuss und finden es wichtig, dass es Ihnen beim Essen gut geht. Das ist hilfreich und eine gute Grundlage. Denn wer seine Mahlzeiten mit allen Sinnen wahrnimmt, der kostet sie nicht nur voll aus – sondern isst oft auch langsamer, weniger und somit automatisch so, dass es bekömmlicher ist. Haben Sie dagegen zweimal oder seltener mit »Ja« geantwortet, gehören Sie eher zur Gruppe derer, die versuchen, sich vor allem gesund zu ernähren. Oder Sie essen schnell, pragmatisch und ein wenig achtlos. Falls eine dieser beiden Varianten auf Sie zutrifft, könnte es sich für Sie lohnen, das Essen ab jetzt ein wenig mehr zu zelebrieren und Ihre Genussfähigkeit zu kultivieren. Denn bewusstes und genussvolles Essen macht glücklich! Wie das funktioniert? Bereiten Sie abends Mahlzeiten gemeinsam mit Freunden zu, und essen Sie an einer Tafel. Kaufen Sie drei Sorten Möhren oder Tomaten ein und verkosten Sie blind zusammen mit der Familie oder mit dem Partner, welche am besten schmecken. Probieren Sie verschiedene Sorten Schokolade zum Nachtisch, ein Stück von jeder. So schulen Sie Ihren Geschmackssinn und Ihre Fähigkeit, mit Freude zu essen. Wichtig: Manche Menschen scheuen sich, dem Genuss beim Essen zu viel Raum zu geben, weil sie befürchten, dann zu viel »ungesundes Zeug« zu futtern oder rasch zuzunehmen. Doch das ist meist nicht der Fall: Wenn Sie mit Genuss essen und Ihr

Wohlbefinden im Blick haben, reguliert sich das Mengen-problem in der Regel von selbst.

> **Tipp:** Bereiten Sie mit einem Lieblingsobst, das Ihnen schon seit Kindertagen schmeckt und gut bekommt, einen Nachtisch oder einen Kuchen zu – und essen Sie diese Leibspeise mit Genuss. Allein oder mit anderen.

DIE HALTUNG:
Das Essen schätzen

Wir leben in einer Zeit des Überflusses und haben das Glück, jederzeit fast alles essen zu können, was wir wollen. Wenn Sie in dieser Liste zweimal oder häufiger »Ja« angekreuzt haben, dann ist Ihnen das wahrscheinlich bewusst. Eine solche Art, das eigene Essen wertzuschätzen, sich an der Qualität einzelner Lebensmittel zu erfreuen, führt dazu, dass man sich mehr mit dem verbunden fühlt, was auf dem eigenen Teller liegt.

Das ist gut, denn auch dieser bewusste Bezug zu Lebensmitteln macht uns zu glücklicheren Essern. Nicht nur, weil wir nachhaltiger essen und das ein gutes Gefühl ist. Man empfindet auch mehr Respekt und Freude beim Essen, wenn man sich bewusst macht, wie lange ein Apfel braucht, um zu reifen, oder sich vor Augen führt, wie aufwendig der Käse hergestellt wird, den man sich aufs Brot legt. Haben Sie in dieser Liste nur einmal oder gar nicht »Ja« angekreuzt, könnte es einen Versuch wert sein, eine bewusstere Verbindung zu Lebensmitteln aufzubauen. Sie brauchen dazu nicht auf Bio oder perfekte Qualität umzustellen. Es reicht, wenn Sie gelegentlich auf dem Markt oder im Hofladen einkaufen, den Bauern oder die Umgebung kennen, aus der Ihr Essen stammt. Oder Sie kochen häufiger selbst. Wenn Sie brutzeln und dünsten, Zutaten schälen und zerlegen, bekommen Sie wiederum ein sinnlicheres und engeres Verhältnis zu Ihren Lebensmitteln.

Tipp: Kaufen Sie gelegentlich ganz gezielt gutes Fleisch aus der Region oder einen Fisch, der nicht auf der Liste der überfischten Arten steht, wie zum Beispiel Hering. Bereiten Sie Fleisch oder Fisch zu, und genießen Sie das als einen Luxus. Wertschätzen Sie, dass Sie diese Mahlzeit essen können. Wer Vegetarier ist, kann sich besondere Zitrusfrüchte gönnen. Denn: Radikale Verbote vergällen uns den Genuss! Versuchen Sie also immer, das richtige Maß zu finden.

DIE GEFÜHLE: Mit Stress- und Frustessen umgehen

Etwa 30 Prozent der Deutschen neigen laut Studien zu emotionalem Essen, futtern also bei Frust und Stress tendenziell mehr. Wenn Sie auf dieser Liste dreimal oder häufiger »Ja« angekreuzt haben, dann gehören Sie wahrscheinlich zu dieser Gruppe. Das von sich selbst zu wissen und bewusst wahrzunehmen, wo die Automatismen liegen, ist wichtig. Das heißt aber nicht, dass Sie gleich aktiv gegensteuern müssen. Im Gegenteil: Probieren Sie aus, wie es ist, wenn Sie schlicht registrieren, wann Sie unter Stress und Druck mehr essen – und es so akzeptieren, wie es ist.

Oft stellt sich durch diese Akzeptanz Erleichterung ein, sodass der Stress abnimmt – und damit auch das emotionale Essverhalten. Falls Sie merken, dass Sie sich mit dem Frust- und Stressessen dennoch nicht wohler fühlen, können Sie sich fragen: »Was würde sich besser anfühlen?« Oder: »Was würde mir guttun?« Meiden Sie dagegen Fragen wie »Was wäre gesünder?« oder »Was wäre gut für die Figur?«. Falls Sie hier übrigens zweimal oder weniger »Ja« angekreuzt haben, nutzen Sie Essen wahrscheinlich nur selten zum Stressabbau. Sie können sich also einfach weiter im Genießen üben, wie es in der Auflösung von Checkliste 1 empfohlen wird.

> **Tipp:** Legen Sie in einer ruhigen Minute eine Liste mit 20 Dingen an, die Sie froh machen – und die

nichts mit Essen zu tun haben. Schreiben Sie fünf Menschen auf, mit denen Sie gern sprechen, fünf Dinge, die Sie gern tun, fünf Bücher, Songs, Filme, Bilder, die Sie glücklich machen, und fünf körperliche Aktivitäten, die Sie mögen. Wenn Sie in einer Stress- oder Frustsituation dann Heißhunger haben, kann dieser Spickzettel helfen, sich diesen Dingen zuzuwenden. So wird das Essen zu einem von vielen Dingen, die froh machen.

 **DIE SUBJEKTIVE SICHT:**
Ernährungsvorlieben erkennen

Jeder Mensch verträgt und mag andere Lebensmittel. Wenn Sie in dieser Liste **dreimal oder häufiger mit »Ja« geantwortet** haben, sind Sie wahrscheinlich aufmerksam für solche Vorlieben und Bekömmlichkeiten. Bleiben Sie bei diesem bewussten, individuellen Blick! Denn nur wenn man vor, während und nach einer Mahlzeit auch wirklich spürt, wie es einem geht, findet man heraus, welche Lebensmittel einem definitiv guttun, welche Essgewohnheiten Energie geben oder einen Wohlfühlfaktor haben.

Ebenso wichtig wie die Frage »Was will ich essen?« ist übrigens die Frage »Wie will ich essen?«. Schauen Sie, welcher Essrhythmus zu Ihnen passt. Es gibt Menschen, die keine Mahlzeit auslassen können, und solche, denen ein spätes Abendessen nicht gut bekommt.

Wenn Sie in dieser Liste zweimal oder weniger mit »Ja« geantwortet haben, kann es sein, dass Sie oft nicht spüren, wie Lebensmittel oder Essenszeiten auf Sie wirken. Sie halten sich dann vielleicht primär an Gewohnheiten, die Sie irgendwann einmal eingeübt haben. Es kann aber sein, dass diese Essrituale gar nicht mehr zu Ihnen passen. Versuchen Sie deshalb, ab jetzt ein wenig bewusster wahrzunehmen, was Sie beim Essen wirklich glücklich macht – und richten Sie sich danach.

Tipp: Um besser wahrzunehmen, welche Lebensmittel man liebt und gut verträgt, kann ein Ernährungstagebuch helfen – zum Beispiel über vier Wochen. Es geht dabei nicht darum, den Kalorienverbrauch aufzuschreiben, sondern die Mahlzeiten des Tages festzuhalten und zu notieren, welche einem besonders gut geschmeckt haben, welche Schwung gegeben haben und welche nicht. Sie werden dabei sicher ein paar Überraschungen erleben. Orientieren Sie sich an den neuen Erkenntnissen.

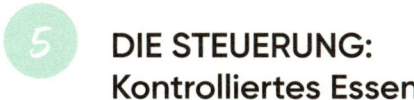

5 DIE STEUERUNG:
Kontrolliertes Essen

Strenge Regeln beim Essen sind für viele Menschen die Normalität. Wenn Sie auf dieser Liste dreimal oder häufiger »Ja« geantwortet haben, dann neigen Sie wahrscheinlich zu einem rigiden und kontrollierten Essverhalten. Kein Wunder, denn Tipps zu gesunder Ernährung und Diäten werden überall angepriesen. Die Sache ist nur: Kontrolliertes Essen macht ab einem bestimmten Punkt unglücklich.

Man setzt sich dann permanent unter Druck, kann Mahlzeiten kaum noch genießen. Rigide Verbote wie »Nie Schokolade!« führen außerdem schnell zu Affektdurchbrüchen – man hält sich dann so lange zurück, bis man es nicht mehr aushält und über die Maßen zuschlägt. Darüber hinaus kann kontrolliertes Essen generell zwanghafte Züge annehmen, man bekommt dann regelrecht Angst, wenn man mal nicht »gesund« isst, etwa auf einer Reise, auf der es nur Burger oder Weißbrot gibt. Wenn Sie sich in einer dieser Beschreibungen wiederfinden, versuchen Sie, etwas mehr Gelassenheit in Ihren Essalltag zu bringen.

Falls Sie auf dieser Liste weniger als dreimal »Ja« geantwortet haben, wissen Sie wahrscheinlich, dass es guttut, beim Essen nicht zu streng vorzugehen. Bleiben Sie dabei. Und üben Sie sich weiter im genussvollen Essen.

> **Tipp:** Ob Schokolade, Eis, Chips, Pizza oder frittierte Fischchen. Gönnen Sie sich jeden Tag ein oder zwei kleine Leckereien, die Sie wirklich gern essen und bisher als »ungesund« und »verboten« gebrandmarkt haben. Probieren Sie eine Weile, wie es Ihnen damit geht. Oft entspannt es das Essverhalten insgesamt, wenn man Essregeln nicht mehr so streng einhält.

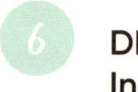

6 DIE LEBENSMITTEL: Industrienahrung

Haben Sie auf dieser Liste dreimal oder häufiger mit »Ja« geantwortet? Dann kann es sein, dass Sie bei den Lebens- und Genussmitteln, die Sie auswählen, tatsächlich oft zu solchen greifen, die latent unglücklich machen. Industriell behandelte Lebensmittel wie Fertiggerichte, Süßigkeiten, Chips und viele Sorten Fast Food enthalten künstlich appetitanregende Stoffe oder so viel Zucker, dass sie ein gieriges und dadurch auch unbefriedigendes Essen begünstigen.

Was helfen kann? Erhöhen Sie den Anteil an unbehandelten Lebensmitteln und selbst zubereiteten Gerichten und Getränken auf Ihrem Speisezettel: Trinken Sie selbst gemischte Apfelschorle statt fertige, essen Sie selbst gemachte Pizza statt Tiefkühlpizza, kaufen Sie eher hausgemachten Kuchen als Industriekekse. All das heißt auch: Erhöhen Sie Ihre Koch-kompetenzen, und überlegen Sie bewusst, welche Lebensmittel Sie durch andere – ebenso leckere, aber weniger industriell behandelte – ersetzen könnten.

Falls Sie übrigens in dieser Liste zweimal oder weniger mit »Ja« geantwortet haben, sind Sie möglicherweise bereits ein recht zufriedener Esser. Denn wer in der Regel Lebensmittel umschifft, die Gier erzeugen, fühlt sich nach den Mahlzeiten eher satt und froh.

Tipp: Sie haben wenig Zeit und können nicht so oft kochen? Verständlich. Kombinieren Sie spielerisch Fast Food mit frischen, regionalen, selbst zubereiteten Sachen, etwa Fischstäbchen mit einem bunten Salat, Pommes aus dem Backofen mit Ofengemüse. Greifen Sie beim schnellen Essen unterwegs zu frisch zubereiteten Snacks, ob beim Asia-Imbiss oder in der Falafel-Bude. Machen Sie es sich also nicht unnötig schwer.

COACHING

Bewusst ernähren

Mit Genuss essen und dabei das eigene Gewicht halten? Das scheint für manche Menschen nicht zusammenzupassen. Doch Ernährungspsychologen sind sich heute einig: Wer mit Freude und allen Sinnen isst, bringt seine Essgewohnheiten auf Dauer in Balance. In diesem Coaching lernen Sie die wichtigsten Schritte dorthin kennen.

Dauer

Wie viel Zeit Sie für dieses Coaching am besten einplanen, hängt von Ihrer Situation ab: Wenn Ihr Verhältnis zum Essen eher unkompliziert ist, können Sie es in zwei Wochen als Intensivtraining durchführen. Sind Sie jemand, der schon lange mit ungünstigen Essgewohnheiten kämpft, gehen Sie lieber in kleinen Schritten vor: Verteilen Sie die Übungen dann auf circa acht Wochen.

Schritt 1: Gelassen einsteigen

Anspannung ist ein Auslöser für unachtsames Essen und Zwischendurchessen: Einfache Meditationsübungen helfen dabei, in einen entspannten Zustand zu kommen und so bewusstes Essen zu fördern. Sie finden hier deshalb als eine Art Basis für ein genussvolleres Essen zwei einfache Atemübungen.

Übung 1

Setzen Sie sich in aufrechter Haltung auf einen Stuhl, und stellen Sie die Füße auf dem Boden auf. Dann schließen Sie die Augen und achten einfach auf Ihren Atem. Verändern Sie diesen nicht, sondern versuchen Sie nur, Ihre Konzentration immer wieder auf den Atem zu lenken. Viele Menschen finden es leichter, wenn sie sich vor allem auf die Ausatmung konzentrieren. Wenn die Gedanken vom Atmen abschweifen oder Emotionen auftauchen, registrieren Sie das möglichst, ohne es zu bewerten, und versuchen Sie, sich wieder auf den Atem zu konzentrieren. Kehren die Gedanken und Gefühle zurück, versehen Sie diese mit einer Art Oberbegriff, zum Beispiel »Sorgen der unnützen Art«, »Heißhunger« oder »Angst«, und konzentrieren Sie sich wieder auf das Atmen. Nach drei Minuten öffnen Sie die Augen und beenden die kurze Meditation.

Übung 2

Setzen Sie sich vor ein Objekt, zum Beispiel eine brennende Kerze oder ein Bild. Konzentrieren Sie sich nun bewusst nur auf dieses Bild oder die Kerzenflamme. Atmen Sie ein und aus, und kehren Sie mit Ihrer Konzentration immer wieder zu dem Objekt zurück. Wenn Gedanken und Gefühle aufkommen, registrieren Sie diese und kehren dann wieder zum Objekt zurück. Wichtig: Seien Sie nicht zu streng mit sich selbst, wenn Ihnen das nicht gelingt. Es ist normal, dass Gedanken abschweifen. Nach drei Minuten beenden Sie die Meditation.

Tipp: Die beiden Übungen helfen Menschen außerdem dabei, stärker auf die eigenen Körperempfindungen und Gefühle zu achten. Diese Fähigkeit, sich selbst wahrzunehmen, kann man gut gebrauchen, wenn man bewusster und mit mehr Freude essen will. Es ist deshalb zu empfehlen, diese kleinen Einheiten während des ganzen Coachings weiterzuführen und immer mal wieder aufzugreifen.

Schritt 2: Bewusster essen

Viele Menschen achten nicht darauf, was sie während des Tages zu sich nehmen oder ob das Essen ihnen schmeckt. Das ist menschlich, aber nicht ratsam. Gesünder ist es, jede einzelne Mahlzeit bewusst zu genießen. Durch die gesteigerte Aufmerksamkeit isst man außerdem langsamer und weniger. Hier lernen Sie, sich bewusst selbst zu beobachten.

Werkzeug

Mit diesem Schritt können Sie Ihre Essgewohnheiten systematisch hinterfragen. Sie nehmen bewusst wahr, was und wie Sie essen. So geht es: Betrachten Sie sich in der kommenden Woche drei Tage lang wie von außen, und registrieren Sie, was Sie wie und wann essen. Beantworten Sie dazu in den folgenden Tagen jeweils diese Leitfragen:

Was habe ich heute gegessen, und wann habe ich gegessen?

Tag 1: _____

Tag 2: _____

Tag 3: _____

Wie fühle ich mich vor, während und nach den Mahlzeiten? (froh, traurig etc.)

Tag 1: _____

Tag 2: _____

Tag 3: _____

Welche Körperempfindungen habe ich während des Essens und danach (satt, träge etc.)?

Tag 1: _____

Tag 2: _____

Tag 3: _____

Reflexion

Blicken Sie noch mal auf die drei Tage der Selbstbeobachtung zurück, und beantworten Sie dann folgende Fragen:

- Was fällt Ihnen auf?
- Was überrascht Sie?

- Was finden Sie gut?
- Was würden Sie gern ändern?

Kommen Sie im Laufe des Coachings immer wieder auf diese Erkenntnisse zurück, nutzen Sie Ihre Stärken, seien Sie vorsichtig mit Ihren Schwächen.

Wichtig: Je hektischer der Tag, desto eher vergisst man, dass man sich ja eigentlich selbst beobachten wollte. Deshalb ist es gut, Ankerpunkte im Alltag zu setzen, an denen man sich fragt, wie es einem gerade geht. Am geschicktesten ist es, diese Ankerpunkte an wiederkehrende, alltägliche Aktivitäten zu knüpfen. Etwa: nach jedem Telefonat. Manche Menschen nutzen grundsätzlich jeden Weg von einem Meeting zum nächsten, um kurz in sich zu gehen.

Schritt 3: Trostessen vermeiden

30 Prozent der Menschen gehören hierzulande zu den »emotionalen Essern«. Sie greifen zu Nahrung, wenn sie traurig, gestresst oder wütend sind. Emotionales Essen ist ein Hauptgrund für Übergewicht. Hier finden Sie heraus, ob Sie zu den Gefühlsessern gehören. Sie finden hier außerdem Techniken, mit denen Sie lernen, Ihre Emotionen zu regulieren – auch ohne Nahrungsaufnahme.

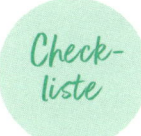

Überlegen Sie mit Blick auf Ihre persönlichen Essgewohnheiten, in welchen Situationen oder emotionalen Zuständen Sie normalerweise zu Nahrungsmitteln greifen. Die folgende Liste mit verschiedenen typischen emotionalen Essmomenten dient als Orientierungshilfe. Entscheiden Sie hier, welche Auslöser in Ihrem Essalltag relevant sind, und kreuzen Sie diese an:

☐ Ich esse, wenn ich das Gefühl habe, dass die Welt sich gegen mich verschworen hat.

☐ Bei der Arbeit, wenn es stressig wird, greife ich oft zu Snacks und Süßigkeiten.

☐ Abends, wenn ich mich langweile oder nicht abschalten kann, esse ich meist noch etwas.

☐ Wenn ich wütend oder aufgebracht bin, greife ich nach irgendwas Essbarem, das herumliegt.

☐ Auf Feiern oder wenn ich mit Freunden zusammen bin, esse (und trinke) ich viel mehr, als mir guttut.

☐ Wenn eine Prüfung oder ein schwieriges Gespräch ansteht, esse ich oft mehr.

Haben Sie sich in einer der Aussagen auf dieser Liste wiedergefunden? Lassen Sie sich dadurch nicht beunruhigen. Sie können nun besser erkennen, wann und wo in Ihrem Alltag entsprechende Situationen auftauchen. Diese Momente können ein konkreter Ansatzpunkt werden, um Ihr emotionales Essverhalten zu verändern.

Die folgenden Übungen helfen Ihnen, sich in emotionalen Situationen statt mit Essen mit anderen Strategien zu entspannen. Die Psychologin Susan Albers nennt solche Techniken »Selbstberuhigungsmethoden«. Man kann sie einsetzen, wenn man in einer ängstlichen oder wütenden Verfassung ist und merkt, dass man kurz davor ist, aufgebracht zu irgendetwas Essbarem zu greifen.

Übung: Zur Ruhe kommen

Stehen Sie oder sitzen Sie ruhig auf einem Stuhl. Entspannen Sie Nacken und Schultern, indem Sie diese senken. Atmen Sie nun langsam durch die Nase ein, und zählen Sie bis drei, bevor Sie wieder ausatmen. Tun Sie so, als ob Sie pfeifen wollten, und atmen Sie durch die gespitzten Lippen nach und nach ganz natürlich aus. Stellen Sie sich vor, Seifenblasen zu machen. Wiederholen Sie dann die langsame Einatmung durch die Nase. Setzen Sie die Übung zwei bis drei Minuten fort. Sie werden merken, dass der Impuls, etwas zu essen, danach meist verschwunden ist.

Übung: Was ist los?

Nehmen Sie einen Zettel und einen Stift zur Hand und schreiben Sie ein paar Sätze über Ihre aktuellen Gefühle auf. Stellen Sie sich die Frage, was eigentlich los ist, beschreiben Sie auch Gefühle von Wut oder Traurigkeit, erklären Sie so detailliert wie möglich, warum Sie gerade so wütend oder traurig sind. Wenn Sie den Grund nicht finden, schreiben Sie auch das. Notieren Sie etwa fünf Sätze. Sie werden bei dieser Übung ebenfalls merken, dass der Impuls zu essen nach dem Schreiben schwächer geworden ist.

Essen beruhigt und entspannt, allein die Energiezufuhr hebt die Stimmung. Leider ist dieser Effekt kurzfristig – und der langfristige Effekt ist häufig, dass emotionale Esser zu viel futtern oder zu ungesunder Trostnahrung wie Eis, Chips oder Kuchen greifen.

Schritt 4: Genussvoll essen

Genuss ist der Schlüssel zu einem maßvollen und freudvollen Essen. Deshalb geht es in diesem Schritt darum, den Genuss zu trainieren und zu zelebrieren. Leibgerichte können uns gut dabei helfen, das Essen mit allen Sinnen wahrzunehmen. Hier nehmen wir sie einmal genau in den Blick.

Übung

Fertigen Sie eine Liste mit zehn Lieblingsgerichten an, und seien Sie dabei ehrlich zu sich: Was schmeckt Ihnen schon seit Ihrer Kindheit richtig gut? Was essen Sie heute am allerliebsten? Was verkneifen Sie sich, obwohl Sie es eigentlich lieben? Ob Risotto, Rinderbraten oder Rhabarberkuchen – schreiben Sie zehn Lieblingsgerichte auf:

Sie werden feststellen, dass einige der Gerichte als ungesund gelten und andere als gesund. Lassen Sie diese Kategorie links liegen. Prüfen Sie lieber, ob Sie das jeweilige Gericht gut vertragen, ob Sie sich auch nach dem Essen wohl- und auf eine gute Art satt fühlen. Entscheiden Sie, auf welche drei Gerichte in Ihrer Liste das am ehesten zutrifft. Sorgen Sie in den nächsten Tagen dafür, dass Sie alle drei kochen und essen. (Sie können auch in ein Restaurant gehen.)

Reflexion

Wenn Sie ein Gericht auf dem Teller haben, das Sie lieben und bewusst genießen, essen Sie dann mehr oder weniger als sonst? Was für Empfindungen haben Sie beim Essen? Halten Sie ein paar Eindrücke fest:

Schritt 5: Mit Essen spielen

Die gezielte Auswahl der Lebensmittel und auch das Vorbereiten und Kochen von Speisen tragen dazu bei, das Essen bewusster und wacher zu erleben. In diesem Schritt erhalten Sie eine To-do-Liste für mehr Genuss im Alltag.

Übungen

Kochen, bewusstes Auswählen von Zutaten sowie das Interesse an der Herkunft der Produkte können die Wertschätzung fürs Essen erhöhen. Wählen Sie zwei der aufgelisteten Anregungen aus, und setzen Sie diese um:

- Gehen Sie auf den Markt, probieren Sie verschiedene Sorten Äpfel oder Kräuter. Entscheiden Sie sich für die, die am besten schmecken.
- Bereiten Sie ein einfaches Gericht aus einem Kochbuch zu, und essen Sie es. Decken Sie vorher den Tisch bewusst schön.
- Kaufen Sie drei verschiedene Sorten Nüsse, und probieren Sie diese zu Hause in Ruhe durch. Entscheiden Sie, welche am besten sind.
- Laden Sie Freunde zum Essen ein, decken Sie den Tisch mit gutem Geschirr und Besteck – und genießen Sie zusammen.
- Wo kommen Fleisch, Fisch oder Kartoffeln her? Recherchieren Sie die Herkunft Ihrer Lebensmittel – wählen Sie,

wenn es geht, eine Woche lang regionale Lebensmittel oder Bio-Lebensmittel.

- Bereiten Sie einen Obstsalat zu, und achten Sie darauf, dass er drei Ihrer Lieblingsfrüchte enthält.
- Fahren Sie auf einen Bauernhof, und kaufen Sie im Hofladen ein.
- Bereiten Sie einen Fantasiesalat zu – mit drei Lieblingsgemüsen oder Lieblingszutaten.
- Kaufen Sie drei Sorten Schokolade, und probieren Sie von jeder zwei Stücke. Beurteilen Sie: Welche schmeckt am besten?

Beobachten Sie sich: Wie haben Sie sich gefühlt? Was war angenehm und was weniger? Und wie hat sich das Essverhalten generell verändert?

> **Tipp:** Sie sind ein Genussmensch und kämpfen mit den Pfunden oder mit der Gesundheit? Dann können Sie wahrscheinlich kaum glauben, dass Genuss ein Schlüssel zu einer gesunden Ernährung sein kann. Doch nur weil Schlemmen einen etwas zu großen Raum in Ihrem Leben einnimmt, heißt das nicht, dass es falsch ist. Für Sie könnte es aber sinnvoll sein, sich zusätzlich mit den Schritten 3, 6 und 7 zu beschäftigen.

6

Schritt 6: Verführungssituationen vermeiden

Snacks und Süßigkeiten, die man nicht im Haus hat, kann man auch nicht essen. Das klingt banal, ist aber effektiv. In der Verhaltenstherapie läuft das unter dem Stichwort »Stimulus-Kontrolle«, man bemüht sich schlicht, bestimmte Reize, die ungünstiges Verhalten auslösen, aus der Umgebung zu entfernen. Hier finden Sie zwei einfache Anleitungen dafür, wie Sie Ihre Vorratshaltung und Ihre Gewohnheiten so verändern können, dass die Versuchungen reduziert werden.

Werkzeug: Drinnen

Achten Sie in dieser Woche bewusst auf Ihr Einkaufsverhalten. Wenn Sie in den Supermarkt gehen, gilt die Faustregel, dass Sie nur eine Süßigkeit und ein Fertigprodukt (zum Beispiel Tiefkühlpizza) mitnehmen können. Zu Hause angekommen, legen Sie alle Lebensmittel, die Sie verführerisch finden und häufiger unkontrolliert aufessen, außer Sicht- und Reichweite. Ein verschließbarer Schrank oder eine weit entfernte Schublade reichen meistens aus. Einmal am Tag dürfen Sie sich gezielt an Knabberzeug oder Süßkram bedienen und sich eine kleine Menge gönnen – wie beispielsweise eine kleine Schale Chips oder ein, zwei Riegel Schokolade. Dann geht die Schublade wieder zu. Halten Sie diese Selbstkontrolle eine Woche lang durch. Wenn Sie merken, dass Ihnen das guttut, behalten Sie dieses neue Verhalten bei.

> **Tipp:** Viele Menschen essen in geselligen Situationen, zum Beispiel auf Partys oder Familienfesten, mehr, als ihnen guttut. Überlegen Sie, ob das auf Sie zutrifft. Meist ändert die Erkenntnis bereits etwas, und man isst in Zukunft weniger.

Werkzeug: Draußen

Viele Menschen berichten, dass sie vor allem während der Arbeit oder auf Reisen mehr Ungesundes zwischendurch essen. Kein Wunder: Was in Bahnhofshallen oder im Großraumbüro an Verlockungen auf uns wartet, ist massiv. Wir können diese Reize auch nicht kontrollieren oder verändern. Hier gilt es, ein alternatives Verhalten einzuüben. Analysieren Sie dazu zunächst bewusst, wo bei Ihnen persönlich kritische Situationen auftreten: Gehen Sie die vergangenen zwei Wochen durch, und erinnern Sie sich daran, wann Sie auf Reisen, im Büro oder unterwegs zu viel gegessen haben – oder zu viel von den Dingen konsumiert haben, die Sie eigentlich nur in Maßen zu sich nehmen wollen. Schreiben Sie ein paar Esssituationen auf, die für Sie nicht so gut gelaufen sind:

Sie werden feststellen, dass Hunger und das nervöse Gefühl »Ich muss jetzt aber langsam mal was essen« oft eine Rolle spielen, wenn man sich hinreißen lässt, einfach irgendwas zu essen. Oder die schlichte Verfügbarkeit der Snackbox im Büro, an der man sich automatisch bedient, wenn man Stress hat. Hier gilt: Schaffen Sie sich Alternativen. Nehmen Sie sich auf Reisen und unterwegs immer etwas Proviant mit (Käsebrot, Apfel etc.). Wenn Sie der Hunger auf dem Weg oder nachmittags im Büro überfällt, dann verfügen Sie über eine gesunde Alternative, auf die Sie zurückgreifen können. Schreiben Sie hier auf, was das für Sie konkret sein kann:

Tipp: Setzen Sie diese Reizkontrolle in den nächsten Wochen fort, wenn Ihnen das in dieser Übung geholfen hat. Snacks aus dem Blickfeld zu entfernen ist nicht schwer – und doch sehr wirkungsvoll.

Schritt 7: Einen Umgang mit Heißhunger finden

Wenn der Heißhunger kommt, fällt es oft schwer, nicht zuzugreifen. Dann hilft vor allem eins: Ablenkung. In diesem Schritt entwerfen Sie einen Spickzettel, was Sie alles tun können, statt zu essen.

Die Lust auf Essbares kann unerträglich stark sein. Viele Menschen klagen darüber, dass sie ein fast süchtiges Verlangen haben. Der Grund dafür sind oft neuropsychologische Mechanismen: Zuckerkonsum führt dazu, dass Glückshormone wie Dopamin ausgeschüttet werden. Das Gehirn gewöhnt sich schnell an diesen Kick und giert danach. Doch so stark das Verlangen auch in dem Moment sein mag: Es klingt rasch wieder ab. Oft hält es nicht mal drei Minuten an. Wer sich über diese Zeit »hinweghangelt«, hat es meist schon geschafft – und wird feststellen, dass das Verlangen in der nächsten ähnlichen Situation, etwa am folgenden Tag zur selben Zeit, schon nicht mehr so stark ist. Die Frage ist also: Wie kommt man durch die kritischen Minuten? Ganz simpel: Tun Sie etwas anderes Schönes und Befriedigendes. Was das sein könnte, hat man allerdings oft nicht gleich parat. Überlegen Sie sich deshalb Alternativen im Vorfeld.

Übung

Schreiben Sie zehn Dinge auf, die Sie gern tun oder mögen und die nichts mit Essen zu tun haben. Es kann ein Hobby sein, Sport, Wellness zu Hause oder im Spa, Musik, ein Treffen oder Telefonat mit Freunden, Besuch bei den Nachbarn, ein bestimmter schöner Gegenstand, eine TV-Serie, ein Interessengebiet. Bitte schreiben Sie dies in eine Liste:

- _____   - _____

- _____   - _____

- _____   - _____

- _____   - _____

- _____   - _____

Nun geht es weiter: Wählen Sie aus dieser Liste drei Aktivitäten aus, die Sie sofort umsetzen können, wenn der Heißhunger einsetzt: Wollen Sie eine Entspannungsübung machen, eine Freundin anrufen, ein Bad nehmen, in einer Zeitschrift blättern, einen Spaziergang unternehmen oder eine Folge Ihrer Lieblingsserie anschauen?

Stellen Sie sich einen Notfallzettel zusammen. Es wirkt anfangs etwas künstlich, wenn man, statt zum Süßigkeitenschrank zu gehen, mit einer Yogaübung anfängt. Aber das gibt sich mit der Zeit! Wichtig: Fangen Sie sofort mit der Alternative an, wenn der Heißhunger Sie überfällt. Auf Dauer wird sich das Zwischendurchessen dadurch wahrscheinlich reduzieren. Nehmen Sie Zettel und Stift zur Hand und halten Sie Ihre konkreten Notfallhilfen darauf fest.

> **Tipp:** Freunde, Sport, Kultur oder Handwerk geben Menschen ein gutes Gefühl. Wer sehr aufs Essen fixiert ist und zu emotionalem Essen bei Frust, Ärger oder Traurigkeit neigt, hat oft einfach vergessen, dass es unzählige andere Möglichkeiten gibt, um sich froh und zufrieden zu fühlen. Wer aber ein bisschen nachdenkt, dem fallen schnell einige Aktivitäten ein, die ebenfalls Freude machen. Kultivieren Sie unbedingt ein paar solcher Interessen und Tätigkeiten – sie stabilisieren das Vorhaben, genussvoll und zugleich in einem gesunden Maß zu essen.

Schritt 8: Die eigene Situation akzeptieren

Entgegen des weitverbreiteten Vorurteils sind viele Menschen beim Essen nicht zu undiszipliniert – sondern zu streng mit sich. In diesem letzten Schritt lernen Sie, Ihr Essverhalten und Ihre Figur zu akzeptieren. Und Sie können realistisch und mit freundlichem Blick auf sich selbst planen, welche der neuen Essgewohnheiten Sie weiterführen wollen.

Auch wenn die einzelnen hier vorgestellten Übungen im Grunde leicht sind: Vielen Menschen macht es auf Dauer dennoch Stress, wenn sie versuchen, ihre Essgewohnheiten zu modifizieren. Sie klagen sich selbst an, wenn sie Neuerungen nicht perfekt durchhalten. Oder hadern mit ihrer Willensschwäche oder ihrer Figur. Dann mischt sich bei allen Übungen immer eine unangenehme Stimme ein, die abwertet, was man ausprobiert. Das ist quälend – und sinnlos. Es geht deshalb abschließend um die Frage, wie man lernt, das eigene Essverhalten, seine Gelüste und seine Figur zu akzeptieren. Hier eine kraftvolle Übung dazu:

Werkzeug: Das Monster umarmen

Denken Sie zurück an die vergangenen Wochen und Ihre Erfahrungen mit dem genussvollen Essen. Lenken Sie Ihre Aufmerksamkeit bewusst auf das, was nicht gut gelaufen ist: Haben Sie Essgewohnheiten bei sich festgestellt, die Sie entsetzt haben? Haben Sie sich eingestanden, dass Heißhunger oder emotionales Essen ein Thema für Sie sind? Haben Sie zwischendurch gedacht: »Das ist ja schön und gut. Aber ich wiege zehn Kilo zu viel, und da hilft mir das alles auch nichts.«? Bitte seien Sie kleinlich. Zerren Sie die negativen Gedanken, Zweifel oder Selbstvorwürfe hervor. Stellen Sie sich nun dieses Knäuel an Vorwürfen und Zweifeln als ein Monster vor, schmücken Sie dieses Bild ruhig aus, und nutzen Sie Ihre Fantasie (denken Sie an Augen, Maul, Klauen, Zähne). Hat das geklappt? Gut, nun kommt der nächste Schritt.

- Stellen Sie sich zweierlei vor: zum einen, dass Sie mit dem Monster kämpfen. Zum anderen, dass Sie Arm in Arm mit ihm durchs Leben gehen.
- Versuchen Sie, sich auszumalen, wie Sie sich fühlen, wenn Sie gegen das Monster kämpfen: Haben Sie Ihren Weg noch im Blick, wenn Sie kämpfen, können Sie dann Ihr Leben und auch Ihr Essen noch genießen?
- Stellen Sie sich nun vor, wie Sie sich fühlen, wenn Sie Arm in Arm mit dem Monster durchs Leben gehen.
- Wie ist Ihre Sicht auf Ihre Ziele und Ihren Weg jetzt? Wie können Sie Ihr Essen genießen, wenn das Monster an Ihrer Seite geht? Spüren Sie den Unterschied?
- Versuchen Sie in den nächsten Tagen und Wochen, sich an das Bild von Monster und Mensch zu erinnern. Prüfen Sie sich immer wieder zwischendurch: Kämpfe ich? Oder hake ich das Monster unter und gehe mit ihm Arm in Arm?

Der Psychotherapeut Steven Hayes, einer der Begründer der Akzeptanz- und Commitment-Therapie (ACT), hat in Studien festgestellt, dass bildliche Vorstellungen Menschen dabei helfen, auf Dauer mehr Akzeptanz zu entwickeln.

Wie geht es weiter?

Zum Abschluss wählen Sie nun aus, welche der Neuerungen aus dem Coaching Sie dauerhaft in Ihren Alltag einbauen wollen. Seien Sie freundlich mit sich selbst, überfordern Sie sich nicht. Kreuzen Sie in der Checkliste mindestens einen Punkt an, den Sie weiterführen wollen:

- ☐ Bewusst das eigene Essverhalten beobachten und wahrnehmen, wie es einem dabei geht
- ☐ Übungen, die eine achtsame Haltung schulen und die Wahrnehmung der eigenen Empfindungen erleichtern
- ☐ Emotionales Essverhalten aufspüren und verändern
- ☐ Leibgerichte mit allen Sinnen genießen
- ☐ Das Drumherum beim Essen genießen: einkaufen, kochen, tafeln, kleine Geschmackstests machen
- ☐ Verführungen reduzieren – weniger Snacks und Süßes einkaufen
- ☐ Verführungen reduzieren – immer leckeren und möglichst gesunden Proviant mitnehmen
- ☐ Alternativen zum Essen entwickeln: kleine Dinge tun, die Freude bereiten
- ☐ Hobbys und Interessen kultivieren, egal ob Kultur oder Sport – alles hilft, das Leben mehr zu genießen
- ☐ Akzeptanz üben: gegen Selbstzweifel und Nörgeleien nicht kämpfen – sondern das Monster umarmen.

Haben Sie etwas gefunden, das zu Ihnen passt? Gut. Dann legen Sie sich an dieser Stelle auch fest, wie lange Sie die Neuerung noch weiterführen wollen.

Datum: _____

BUCHEMPFEHLUNGEN ZUM WEITERLESEN

Susan Albers: *Der achtsame Weg zum Idealgewicht. 50 Alternativen zum Essen als Seelentröster,* Freiburg: Arbor, 2016.

Atemübungen, Techniken der Selbstberuhigung und einen kompetenten Umgang mit Heißhungermomenten stellt die US-Psychologin Susan Albers in ihrem Ratgeber vor. Für alle, die zu emotionalem Essen neigen und sich vorstellen können, dieser Gewohnheit mit Achtsamkeit und mehr Bewusstheit zu begegnen, ist dieser Praxisband sehr zu empfehlen.

Bas Kast: *Der Ernährungskompass. Das Fazit aller wissenschaftlichen Studien zum Thema Ernährung,* München: C. Bertelsmann, 2018.

Das Sachbuch des Wissenschaftsjournalisten ist zu Recht ein Bestseller: Bas Kast wertet zahlreiche Studien aus und gibt Empfehlungen, welche Art der Ernährung der Gesundheit am ehesten zugutekommt. Für alle, die nicht primär ihr Essverhalten verändern wollen, sondern eine gute Orientierungshilfe zu der Frage suchen, welche Ernährung gesund sein könnte.

Steven C. Hayes: *In Abstand zur inneren Wortmaschine. Ein Selbsthilfe- und Therapiebegleitbuch auf der Grundlage der Akzeptanz- und Commitment Therapie (ACT),* Tübingen: dgvt-Verlag, 2007.

Der sperrige Titel lässt auf ein Fachbuch schließen. Doch das Arbeitsbuch des Psychotherapeuten Hayes ist im Gegenteil ein Praxisbuch voller leicht umsetzbarer Übungen und Anregungen. Es ist für alle empfehlenswert, die mit ihrem Gewicht hadern, sich oft Selbstvorwürfe machen oder Schuldgefühle haben, wenn es ums Essen geht.

Thomas Ellrott, Jacqueline Vogt: *Liebe Eltern, überlassen Sie die Ernährung Ihres Kindes nicht der Lebensmittelindustrie!,* Neustadt: Neuer Umschau Buchverlag, 2015.

Wer seine Kinder an ein genussvolles, bewusstes Essen heranführen will, kann sich hier informieren. Neben klassischen Ernährungsempfehlungen für verschiedene Altersstufen gibt es Tipps aus der psychologischen Sicht. Eltern werden beispielsweise dafür sensibilisiert, Kinder beim Essen zu begleiten, aber nicht mit zwanghaften Ernährungsvorschriften zu kontrollieren.

KAPITEL 3

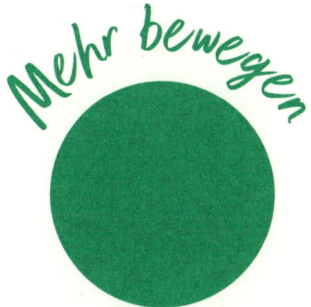

Mehr bewegen

Jetzt geht es los ...

Psychologen untersuchen, wie sich Menschen motivieren – ihre Erkenntnisse helfen ganz praktisch dabei, den Weg vom Sofa ins Fitnessstudio zu finden.

Von Marianne Wellershoff

Zwei- oder dreimal in der Woche setzt Nils Kuprat sich ans Telefon und klappert die Vermisstenliste ab. »Hallo, hier ist Nils von Prime Time Fitness«, meldet er sich, »ich habe dich hier schon länger nicht mehr gesehen. Was ist denn los?« Meistens kommt dann: »Keine Zeit.« Nicht, dass er von der Antwort überrascht wäre, dafür hat er sie schon zu oft gehört. Da sind seine Kunden auch nicht anders als jene Sportmuffel, die in einer Studie der Techniker Krankenkasse befragt wurden: 35 Prozent erklärten unter anderem, der Beruf lasse ihnen keine Zeit fürs Training, 25 Prozent schoben die Familie vor, und die Hälfte antwortete ehrlich: »Ich kann mich nicht aufraffen.«

Das Studio von Nils Kuprat liegt in der Hamburger HafenCity: eine große Glasfront zur Fußgängerzone, die den Blick freigibt auf die Stepper, Crosstrainer, Rudergeräte,

Laufbänder, auf elektronisch gesteuerte Kraft-Ausdauer-Geräte und eine alte Backsteinwand; und natürlich auf jene Aktiven, die sich hier verausgaben. Die Kette Prime Time Fitness hat für ihre Hauptkundschaft den Namen »Primer« erfunden. Es sind Menschen, die keine Lust auf Sport haben, aber die wissen, dass Sport nicht Mord ist, sondern kein Sport Selbstmord. Und die sich deshalb im Studio anmelden. Aber nicht alle trainieren wirklich. In der Fitnessbranche, sagt Kuprat, gebe es eine Faustregel: »30 Prozent der Mitglieder kommen nie, 40 Prozent einmal im Monat, und 30 Prozent sind regelmäßig zwei- bis dreimal pro Woche da.«

Wie kann diese Trägheit sein in einer Zeit, in der »muskulös« das neue »schlank« ist und es zum Allgemeinwissen gehört, dass Sport gut für die Gesundheit ist? Warum sitzen viele trotzdem lieber auf der Couch und essen Chips? Was motiviert andere Menschen dazu, sich nach der Tretmühle im Job noch auf dem Ergometer abzustrampeln?

Der Hamburger Norbert Simmig gehörte lange zu jenen, denen Bewegung Spaß machte. Als Kind spielte er Fußball, war im Tennisverein und machte den schwarzen Gürtel in Karate. Doch er verletzte sich beim Kampfsport, weshalb er auch mit dem Tennis pausieren musste. Und dann schaffte er den Einstieg nicht mehr. Elternabende, Kindertermine, dazu ein anspruchsvoller Job in einer Behörde, der ihn oft noch am Wochenende forderte – da war die Zeit knapp und die Motivation auch. Schon den Gedanken, Sport zu treiben, fand er irgendwann unangenehm. »Mir hat eigentlich nichts gefehlt«, erzählt Simmig. Nur ein schlechtes Gewissen habe er gehabt. Ein typischer Fall, denn er belegt, dass einmal Sport durchaus nicht immer Sport bedeutet.

Die Motivation zu mehr Bewegung sei »offensichtlich ein lebenslanger Prozess«, sagt die Sportwissenschaftlerin Nadine Will. Das belegt auch die ILSE-Studie (»Interdisziplinäre Längsschnittstudie des Erwachsenenalters«) der Universität Heidelberg: Nur 1,2 Prozent der Menschen sind durchgängig sportlich aktiv. Warum ist das so? Die moderne Psychologie hat verschiedene Theorien zur Motivation entwickelt, die sich auch auf Sport anwenden lassen. Die Modelle argumentieren mit äußeren Faktoren – wie der Lebenssituation – und mit inneren, mit dem Willen, mit Selbstwert, Zielen, Emotionen oder erwarteten Handlungsfolgen. Wobei Motivation definiert wird als »die aktivierende Ausrichtung des momentanen Lebensvollzugs auf einen positiv bewerteten Zielzustand«, wie der emeritierte Potsdamer Psychologieprofessor Falko Rheinberg es einmal formuliert hat. Soll heißen: Ich gehe ab jetzt die Treppe zu Fuß hoch, damit ich fitter werde. Oder abstrakter: Ich bewege mich mehr, damit ich mich besser fühle.

Konkrete Ziele sind hilfreich, wenn man etwas erreichen will: Sie lenken die Aufmerksamkeit, helfen beim Fokussieren, schützen vor Ablenkung. Der Sportpsychologe Ralf Brand von der Universität Potsdam sagt: »Sporttreiben kostet Zeit. Und es ist anstrengend. Insofern ist es wichtig, realistische Ziele zu haben.« US-Wissenschaftler konnten in einer Analyse Dutzender Studien nachweisen, dass es auch viel erfolgversprechender ist, sich ein Ziel zu setzen, als nur vor sich hin zu trainieren. Menschen, die sich vornahmen, 7000 oder

10 000 Schritte am Tag zu gehen, und dies mit einem digitalen Fitnesstracker kontrollierten, bewegten sich immer mehr. Wer das Gerät dagegen ohne konkrete Ziele benutzte, dessen physische Aktivität sank sogar, wie Forscher der OHSU School of Medicine in Portland, Oregon, herausfanden. Ähnliches zeigte eine Studie an Sportwissenschaftsstudentinnen, die sich auf Gewichtheben spezialisiert hatten: Jene, die sich das Ziel selbst setzten, erreichten die größten Leistungssteigerungen.

Doch Vorsicht: Nicht jeder kann sein Leistungsvermögen so gut einschätzen wie Sportstudentinnen. Der Fitnessstudiochef Nils Kuprat weiß das aus eigener Beobachtung: »Manche kommen mit zu hohen Zielen. Und wenn sie die nicht erreichen, melden sie sich wieder ab.«

Die Psychologie hat auch eine Theorie dafür, wer sich welches Ziel setzt. Nach dem Risikowahlmodell hängt es davon ab, welcher Typ Mensch man ist. Ist man angetrieben von der Hoffnung auf Erfolg? Oder handelt man aus Angst vor Misserfolg? Erfolgsorientierte werden nach dem Risikowahlmodell eine Treppe nur hochsteigen, wenn sie glauben, diese mit etwas Anstrengung meistern zu können und dabei fitter zu werden – sie suchen sich also eine mittelschwere Aufgabe. Misserfolgsmotivierte hingegen nehmen sich entweder nur ein Stockwerk vor oder aber gleich ein ganzes Hochhaus – also eine zu leichte oder eine zu schwierige Aufgabe. In dem einen Fall ist es keine Kunst, die Etage zu schaffen, im anderen ist von vornherein klar, dass sie nie im 21. Stock ankommen werden. Das Scheitern ist im einen wie im anderen Fall vorprogrammiert.

Zu ähnlichen Ergebnissen kommt die Forschung zur Selbstwirksamkeit – also der Überzeugung, eine Aufgabe aus eigener Kraft bewältigen zu können. Eine US-Studie zeigt, dass der Grad der Selbstwirksamkeitsüberzeugung Einfluss darauf hat, wie man Erfolge und Misserfolge bewertet: Kinder mit hohem Selbstwirksamkeitswert schoben ein Scheitern auf mangelnde Anstrengung, nicht auf mangelnde Fähigkeiten. Anders gesagt: Sie waren überzeugt davon, die Aufgabe bewältigen zu können, wenn sie sich mehr abstrampeln. Im Idealfall strengen sie sich künftig mehr an – statt frustriert das Handtuch zu werfen, weil sie glauben, das sowieso nicht zu können.

Wie stark man davon überzeugt ist, dass man ein Ergebnis selbst beeinflussen kann, ist nicht etwa genetisch determiniert, sondern das Ergebnis von Erfahrungen. In einer deutschen Studie mussten Herzinfarkt-Rekonvaleszenten vor und nach dem Laufbandtraining noch joggen. Dieses Extratraining führte dazu, dass die Patienten sich auf dem Laufband mehr zutrauten, während die Vergleichsgruppe ohne zusätzliches Training sich nicht entsprechend steigerte. Entscheidend für den Leistungsunterschied war hier nicht der physische Effekt des Extratrainings, sondern die Erfahrung, die Aufgabe, noch zu joggen, gemeistert zu haben.

Fazit aus diesen Studien: Wer in Bewegung kommen will, sollte sich selbst ein Ziel setzen, dieses nicht zu ehrgeizig formulieren und mit der Überzeugung starten, dass man das auch schaffen kann. Sollte man es nicht schaffen, dann hilft es, sich dafür nicht zu martern und zu kritisieren, sondern vielmehr die Ziele zu korrigieren und sich etwas mehr anzustrengen. Erfolgs- und Zielorientierung sind aber etwas anderes als positives Denken, das in böser Selbstüberschätzung enden kann. So zeigte eine Untersuchung: Je optimistischer Patienten vor einer Hüftgelenksoperation waren und sich vorstellten, dass sie schnell und problemlos genesen würden, desto steifer blieben sie und desto weniger konnten sie nach zwei Wochen Treppen steigen.

Allen diesen Theorien gemeinsam ist die Annahme, dass Menschen sich durch Bewegung besser fühlen und deshalb dieses Verhalten wiederholen. Das aber greift leider zu kurz, wie die Forschungsergebnisse zur Dual-Mode-Theorie zeigen – einer ausnahmsweise eigens für den Sport entwickelten Motivationstheorie. Nach diesem Modell sind es zwei verschiedene Prozesse, die dazu führen, dass man ein Training als gut oder schlecht empfindet. Erstens: Wie fühlt man sich während der Anstrengung? Zweitens: Wie bewertet man die Anstrengung? Hält man sie also für gesundheitlich nützlich oder für eine vom Arzt verordnete sinnlose Qual? Die beiden Faktoren – Gefühl und Bewertung – wirken jedoch nicht immer gleich stark. Je höher die Belastung, desto wichtiger wird die Körperwahrnehmung, also Herzklopfen, keuchender Atem oder Schwitzen. Es entsteht ein unangenehmes Gefühl, an dem auch das Wissen, wie gesund Sport ist, nichts mehr ändert.

Dummerweise ist Spaß nämlich ein entscheidender Faktor, und Spaß macht es, wenn man etwas schafft, eine Herausforderung meistert, eine Verbesserung erkennt. Ein Sportanfänger, dessen Muskeln so brennen, dass er die Übung abbricht, wird sich diesen körperlichen Stress wahrscheinlich nicht mehr zumuten — egal, wie gut er sich anschließend fühlt. Denn er geht davon aus, dass auch die nächste Trainingseinheit grausam wird. Auch die Einstellung gegenüber Aktivität beeinflusst den Spaßfaktor. Der Sportpsychologe Ralf Brand fand in einer Studie heraus: Jene, die Sport schon vorher ganz automatisch mit Anstrengung assoziieren, werfen beim Fitnesstraining eher das Handtuch als jene, die eine positivere Haltung gegenüber Sport haben. Aus neuen Befragungen geht leider hervor, dass selbst unter den Aktiven einem Fünftel Sport keinen Spaß macht. Stark Übergewichtige empfinden, wen wundert es, körperliche Anstrengung als unangenehm und meiden sie daher.

Deshalb ist die Wahl der richtigen Aktivität so wichtig für jene, die sich in Bewegung setzen wollen. »Fangen Sie langsam an«, rät Ralf Brand. »Parken Sie Ihr Auto auf dem hintersten Parkplatz auf dem Firmengelände. Nehmen Sie nicht die nächstgelegene Busstation, sondern gehen Sie zehn Minuten zu Fuß weiter zur nächsten.« Erstes Etappenziel sei es, jeden Tag zumindest einmal kurz aus der Puste zu kommen.

Nicht ratsam ist es jedenfalls, mit dem — bei sehr sportlichen Menschen — in Mode gekommenen »High Intensity Interval Training« zu starten. Bei diesem Konzept powert man 30 Sekunden oder auch 75 Sekunden durch und macht dann eine kurze Pause. Dies wird bei jeder Übung mehrfach wiederholt. Dass eine HIIT-Einheit nur rund eine halbe Stunde dauert, kommt Menschen mit wenig Zeit entgegen. Und die wenige Zeit ist gut investiert: »High-Intensity-Training funktioniert«, sagt der Sportwissenschaftler Chris Easton, University of the West of Scotland, »es macht fitter und

gesünder.« Aber er ergänzt: »Nach 30 Sekunden Maximal-
belastung auf dem Fahrrad ist der Hälfte der Trainierenden
speiübel.«

Für viele Sportanfänger führt HIIT trotz seiner Effizi-
enz direkt zurück aufs Sofa – Übelkeit macht einfach keinen Spaß. »Glauben Sie keinem Sportwissenschaftler und
keinem Mediziner, welches der beste Sport ist«, sagt Psychologe Brand deshalb, »sondern probieren Sie alles aus, bis Sie
das Richtige für sich entdeckt haben.« Die beste Strategie besteht laut der Dual-Mode-Theorie darin, Untrainierte selbst
wählen zu lassen, wie stark sie sich belasten wollen. Wenn
sie dann mehr reinhauen, fühlen sie sich besser, als wenn der
Trainer oder der Arzt ihnen den Quälgrad vorschreibt. Und
sie trainieren langfristig effektiver, wenn sie die Intensität
selbst festlegen.

Diese Wahl der Qual befriedigt das menschliche Bedürf-
nis nach Autonomie; und Autonomie gehört mit Kompetenz und sozialer Bindung zu den drei wesentlichen Faktoren
der Selbstbestimmungstheorie der US-Psychologen Richard
Ryan und Edward Deci. Autonomie bedeutet in diesem Modell, dass man selbst entscheidet, ob man etwas tut oder lässt –
und ist ein wichtiger Aspekt der Motivation. Wer zur körperlichen Ertüchtigung gezwungen wird, geht das Training
unmotiviert an und hört früher oder später ganz damit auf.

Die Selbstbestimmungstheorie lässt sich auch auf den Ex-
Sportler Norbert Simmig anwenden. Mit seiner Pensionie-
rung im vergangenen Herbst fiel das Argument des Zeit-
mangels weg, außerdem wollte er gern ohne Angst vor
Erschöpfung längere Fahrradtouren machen. Er meldete sich

deshalb bei Kuprats Studio in der HafenCity an. »Ich wollte langsam anfangen und mich steigern«, erzählt Simmig – damit wollte er sich also Kompetenz erarbeiten. Sein Wunsch, die Gewichte selbst einzustellen, ist der Faktor Autonomie. Und Simmigs Aussage, »ich finde dort die Unterstützung, die ich brauche«, betrifft die soziale Eingebundenheit. Die wird künftig noch dadurch verstärkt, dass Simmig einen Freund überredet hat, nach dessen Rentenbeginn gemeinsam mit ihm ins Fitnessstudio zu gehen.

Soziale Eingebundenheit ist aber nicht zu verwechseln mit sozialer Kontrolle: Wer sich auf Druck von Arzt, Freund oder Ehefrau physisch verausgabt, wird sich nur so lange quälen, wie der Druck anhält, oder aber zeigt bei zu viel Druck sofort Reaktanz. Zu Deutsch: Trotz. Nein. Mache ich nicht. Simmig beispielsweise hat lange seinen Orthopäden ignoriert, der ihm Bewegung nahelegte. Genau deshalb ist Nils Kuprat immer sehr freundlich, nett und verständnisvoll, wenn er seinen Vermissten hinterhertelefoniert: soziale Bindung ja, sozialer Druck besser nicht. »Extrinsische Motivation«, sagt Kuprat, »hilft nicht lange.«

Nach den sozial-kognitiven Theorien zur Motivation trägt positive Verstärkung dazu bei, dass Leute sich aufraffen. Kuprat gibt seiner Kundschaft deshalb die Möglichkeit, sich Herzfrequenz und Belastungsgrad live auf einem großen Bildschirm anzeigen zu lassen, das Trainingsergebnis wird inklusive Kalorienverbrauch per Mail zugeschickt: »Seitdem geben die Leute mehr Gas.« Bei Simmig hört sich das so an: »Mein Körper hat sich verändert: weniger Bauch und mehr Muskeln.« Und nachdem er am ersten Tag schon schweißgebadet war, als er sich die zwei Treppenabsätze von den Umkleiden zu den Fitnessgeräten im Erdgeschoss hochgeschleppt hatte, ging er nach wenigen Trainingseinheiten schon locker und ohne jedes Keuchen nach oben. Mit den Rückenschmerzen war es nach vier Wochen vorbei.

Simmig trainiert nun schon mehrere Jahre, ihn muss Kuprat nicht anrufen. Denn wer 12 bis 14 Wochen lang regelmäßig zum Sport geht, der bleibt wahrscheinlich dabei. Das ist wissenschaftlich belegt, und es entspricht auch Kuprats Erfahrung. Fatalerweise steigen eher jene in diesem kritischen Zeitraum aus, die Bewegung aus medizinischer Sicht besonders nötig hätten. Simmig hat psychologische Strategien genutzt, um das Training zur Alltagsroutine werden zu lassen. Er hat sich damit motiviert, dass er jeden Monat ein Kilogramm abgenommen hat, er hat sich vorgenommen, mindestens zweimal pro Woche zu trainieren, und er freut sich daran, dass er sich immer fitter fühlt und seinen Freunden zeigen kann, dass ein mehrstündiger Spaziergang kein Problem mehr für ihn ist. »Meine Lebensqualität hat sich durch den Sport gesteigert«, sagt er. Neuerdings kann er auch noch eine weitere Verabredung treffen: Sein Sohn hat sich auch bei Prime Time Fitness angemeldet.

Traurige Wahrheiten in Zahlen
150 Minuten körperliche Ausdaueraktivität und zweimal Muskelaktivität pro Woche empfiehlt die WHO.

20 Prozent der Frauen und 25 Prozent der Männer folgen den WHO-Empfehlungen.

40 Prozent der Deutschen sitzen lieber auf dem Sofa, als Sport zu treiben.

Zwei Drittel der Deutschen bewegen sich weniger als eine Stunde am Tag.

60-Jährige nehmen öfter die Treppe als 18- bis 39-Jährige.

Ein Drittel der Menschen, die lieber vor dem Monitor sitzen, als Sport zu machen, leiden ständig unter Rückenschmerzen.

Zwei Drittel der Männer und die Hälfte der Frauen in Deutschland sind übergewichtig.

Strategien: So gelingt der Start in den Sport

Alte Gewohnheiten aufzugeben ist schwer. Neues zur Gewohnheit werden zu lassen aber auch: Wer dauerhaft eine neue Routine in sein Leben integrieren will, braucht daher Implementierungsstrategien, wie Psychologen es nennen. Klingt kompliziert, ist es aber nicht. Solche Strategien sind beispielsweise:

- Verabredungen mit anderen Sportlern treffen.
- Die gepackte Sporttasche neben die Wohnungstür stellen.
- Erfolge genießen und anderen davon erzählen.
- Feste Termine einplanen und gleich im Handy speichern, also die Macht der Gewohnheit nutzen.

- Regeln für das Nachholen ausgefallener Trainingseinheiten aufstellen (»Wenn es heute um 18 Uhr regnet, gehe ich morgen um 18 Uhr laufen«).
- Den Partner als Motivator einspannen (»Wolltest du heute nicht zum Training?«).
- Sich vorstellen, wie schön es ist, wenn man mit dem Fahrrad durch den Park zur Arbeit radelt.
- Sich an der Nachbarin messen, die gut gelaunt mit der Einkaufstasche in der Hand in den siebten Stock geht.
- Vor dem Sporttermin einen Bogen um das Sofa machen.

Negative Gedanken, wenn das Training näher rückt (»Oh, das wird so anstrengend, ich habe keine Lust«), sofort abbrechen und umschwenken auf die positiven Aspekte des Sports (»Danach bin ich wieder ein Stück fitter«).

Muskelkater! Autsch!

Was genau passiert eigentlich in unserem Körper,
wenn wir Sport treiben? Biochemie und Genetik
haben Antworten darauf gefunden.

Von Nicola Kuhrt

Noch vor einigen Jahren rangen viele Mediziner mit sich, ob
sie den Paradigmenwechsel mitmachen sollten: Bisher hatten
sie einem erkrankten Menschen meist zu Schonung geraten,
nun sollten sie ihm in vielen Fällen eher mehr Aktivität ver-
schreiben. Inzwischen hat sich die Erkenntnis durchgesetzt:
Sport hilft. Moderates Training kann etwa Rückenschmerzen, Osteoporose oder Depressionen zurückdrängen. Mehr
noch: Sport hilft uns, viele Jahre besser zu leben. Epidemio-
logische Studien ergaben: Regelmäßige körperliche Aktivität ist verbunden mit einem verringerten Risiko für Herz-
Kreislauf-Erkrankungen, Schlaganfall, Gedächtnisschwund,
Depression, Typ-2-Diabetes und Fettleibigkeit. Das Risiko
für Brust- und Darmkrebs wird ebenfalls gesenkt.

Epigenetiker können immer mehr Effekte von Sport auch
auf die DNA des Menschen nachweisen, was bedeutet: Die
körperliche Betätigung nimmt Einfluss darauf, wie unsere

Gene agieren. Noch längst ist nicht komplett erforscht, wie im Körper die Aktivität von Genen gesteuert ist, durch die zum Beispiel reguliert wird, ob bestimmte Proteine in unseren Zellen gebildet werden. Doch bereits heute ist klar: Sport ist eine wichtige Voraussetzung für ein gesundes Leben, weil dadurch wichtige Proteine gebildet werden oder länger aktiv bleiben können.

Start

Sobald der Mensch sich bewegt, geht es los: Treiber aller Prozesse sind die Muskeln als zentrales Leistungssystem des Körpers. Sie sorgen dafür, dass der Mensch sich bewegen kann. Sobald die Muskulatur vom Nervensystem angefunkt wird, setzt sich ein Prozess in Gang, der letztlich die Muskeln aktiviert, sodass die Bewegung erfolgt. Die Energieproduktion wird hochgeregelt, dadurch werden Energiereserven verfügbar. Das Hormonsystem schickt Botenstoffe in den Körper, die dafür sorgen, dass die für die Muskelkontraktion notwendigen Versorgungssysteme wie Herzleistung und Blutfluss aktiviert werden. Adrenalin steigert die Leistungsfähigkeit des Herzens, Cortisol dient im Verlauf des Trainings der Energiebereitstellung. Östrogene pflegen die Gefäße, denn sie aktivieren das Protein Stickstoffmonoxid-Synthase, das für die Regulierung des Blutdrucks und das Funktionieren der Blutgefäße eine zentrale Rolle spielt.

Nicht nur die Muskeln in den Armen und Beinen haben zu tun, auch das Herz schlägt schneller, weil es mehr Blut durch den Körper pumpen muss. Denn der braucht nun zusätzlichen Sauerstoff und Energie. Die Durchblutung erhöht sich. Bei größeren sportlichen Aktivitäten passt sich sogar das Verdauungssystem an: Die Magen- und Darmschleimhaut wird weniger stark durchblutet – denn die Verarbeitung von Essen ist gerade nicht gefragt.

Direkt nach dem Sport

Die Regenerationsphase beginnt. Repariert und regeneriert wird das Muskelgewebe, denn durch die ungewohnte Bewegung ist der pH-Wert in den Muskeln entgleist und muss erst wieder normalisiert werden. Abfallprodukte des Stoffwechsels haben sich in den Muskelzellen gebildet und müssen abtransportiert werden. Mit der Aktivität ausgeschüttete Hormone helfen, aus dem Gleichgewicht geratene Systeme im Körper wieder in Balance zu bringen. Der Regenerationsprozess ist mindestens so wichtig wie die eigentliche sportliche Aktivität und sollte in jedem Trainingsplan ausreichend berücksichtigt werden.

Nach einer Stunde

Der Stoffwechsel des Sportlers ist immer noch erhöht, der Körper verbraucht zusätzliche Kalorien. Das Hormonsystem ist ebenfalls aktiv, Serotonin wird ausgeschüttet und sorgt für ein entspanntes Gefühl.

Am Tag danach

Der Muskelkater kommt: Es sind die vielen kleinen Schädigungen in den Muskelfasern, die eine Entzündungsreaktion im Muskel hervorrufen. Diese Schäden werden repariert, dabei können sich die Muskelfasern neuerlichen Belastungen anpassen. Durch kontinuierliches Training lernt der Körper, sich besser und schneller zu regenerieren. In der Regeneration werden nicht nur das Muskelgewebe repariert, die Energiespeicher aufgefüllt und der Elektrolythaushalt normalisiert, auch der Sauerstoffhaushalt des Körpers pendelt sich wieder auf ein normales Maß ein, außerdem werden Stoffwechselzwischenprodukte abgebaut.

Nach ein paar Wochen

Der Körper hat bereits viel gelernt: Im Laufe des Trainings erfolgen zahlreiche Anpassungen in den Organen, die Sauerstoff und Nährstoffe bereitstellen, aufnehmen und transportieren. Neben der Lunge und dem Herz-Kreislauf-System profitiert auch die Muskulatur, mit rund 640 einzelnen Muskeln: Die Kapillarisierung, also die Durchsetzung mit feinsten Blutgefäßen, nimmt zu. Das wiederum bedeutet eine deutlich verbesserte Durchblutung und somit auch eine bessere Versorgung des Muskels mit Sauerstoff und Nährstoffen.

Die Mitochondrien, die Zellorganellen, sind die eigentlichen Kraftwerke in den Muskeln, ihre Dichte nimmt auch zu. Dadurch kann der einzelne Muskel mehr Leistung erbringen. Dies wiederum steigert auch die Nähr- und Sauerstoffversorgung aller beteiligten Organe. Das Blut des Sportlers fließt besser durch die Gefäße und wird auch besser mit Sauerstoff versorgt. Die Vitalkapazität der Lunge hat sich durch die regelmäßige sportliche Anforderung erhöht, das Herz hat ein größeres Schlagvolumen.

Nach ein paar Monaten

Der Sport hat den Blutkreislauf verbessert, die Muskelmasse wurde aufgebaut, der Mensch ist leistungsfähiger geworden. Die Mitochondrien haben zugenommen. Der in den Muskeln gespeicherte Energievorrat hat sich erhöht. Auch die DNA verändert sich. Bei Halbmarathonläufern konnte gemessen werden, dass die natürlichen Killerzellen im Immunsystem schärfer geschaltet werden, das Immunsystem wird gestärkt.

Nach rund einem Jahr Training

Der Körper hat sich deutlich verändert. Durch regelmäßiges Lauftraining regulieren sich beispielsweise die Cholesterinwerte im Körper. Die Knochen profitieren ebenfalls von der Bewegung: Zehn Prozent der Knochenmasse wird regulär im Laufe eines Jahres umgebaut, durch den Sport erfolgt dieser Umbau verstärkt, das wiederum festigt die gesamte Knochenstruktur.

Auf Zellebene wurden ebenfalls Effekte festgestellt. Bekannt ist, dass über die Lebenszeit eines Menschen immer mehr Gene abgeschaltet werden, verantwortlich dafür ist die sogenannte DNA-Methylierung. Dabei handelt es sich um eine biochemische Veränderung an den Grundbausteinen der Erbsubstanz. Die Gene werden durch die Methylierung schwerer zugänglich und damit nicht mehr verfügbar, erklärt Bloch. In manchen Fällen wurde nun beobachtet, dass durch sportliche Aktivität das Abschalten eines Gens aufgeschoben werden kann. Die ASC-Gene hingegen, Auslöser für Entzündungen im Körper, werden im Lauf des Lebens immer aktiver. Durch Training, das wurde ebenfalls in Studien gezeigt, kann dieser Prozess aufgehalten werden. Auch das Gehirn profitiert auf Zellebene, hier werden bei sportlicher Betätigung mehr Wachstumsfaktoren wie BDNF-Proteine gebildet.

CHECK

Der innere Trainer

Erfahren Sie mit diesem großen Motivationstest,
wie Sie in Sachen Sport auf Trab kommen.

Von Jens Kleinert

Sind Sie wild aufs Fitnessstudio? Oder ein Eigentlich-
müsste-ich-mal-wieder-joggen-Typ? Wenn es um Bewegung
geht, sind menschliche Vorlieben unterschiedlich. Der Psychologieprofessor Jens Kleinert von der Deutschen Sporthochschule in Köln findet es wichtig, zunächst anzuerken-
nen, dass jeder anders tickt, wenn es um körperliche Aktivität
geht. »Es gibt kein Gesetz, dass jeder Sport machen muss«,
sagt der Motivationsexperte. »Ich halte es nicht für sinnvoll,
Leuten Bewegung vorzuschreiben.« Dennoch kann es sich
lohnen, eigene Vorlieben und Schwächen in Sachen Bewegung zu verstehen. Mithilfe der folgenden sieben Checklisten können Sie erkennen, welche Bewegungsmotivation Sie
bereits mitbringen – und wo die Blockaden sitzen.

Mehr Wissen

Eine Studie an Tennisspielern zeigte, dass mentale Stärke dabei hilft, die Motivation beim Training aufrechtzuerhalten. Diese mentale Stärke kann man noch ausbauen, zum Beispiel durch die Erfahrung, dass man kleinere Zwischenziele erreicht – also »Selbstwirksamkeit« erlebt.

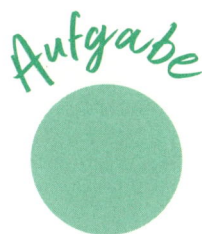

Aufgabe

Beantworten Sie die Aussagen auf den folgenden Listen mit »Ja« oder »Nein«. Wenn Sie sich nicht sicher sind, wählen Sie die Antwort, die eher passt. Zählen Sie alle »Ja«-Antworten zusammen, notieren Sie die Zahl im Extrakästchen.

1

Ja   Nein

Wenn es im Alltag Möglichkeiten gibt, sich zu bewegen, nutze ich diese meistens, nehme etwa die Treppe oder gehe zu Fuß. ☐ ☐

Andere beschreiben mich als körperlich aktiven und/oder für mein Alter sportlichen Menschen. ☐ ☐

Ja Nein

☐ ☐

An den meisten Tagen der Woche gehe ich mindestens eine halbe Stunde zu Fuß: zum Einkaufen, zum Briefkasten oder spazieren.

☐ ☐

Ich mache einmal pro Woche, lieber aber häufiger Sport im Verein, in einem Kurs oder auf eigene Faust.

☐ ☐

Den ganzen Tag zu sitzen, das gefällt mir nicht. Ich sorge für Ausgleich durch Gartenarbeit, Hausarbeit, Spaziergänge oder andere Aktivitäten.

☐ ☐

Statt das Auto oder andere Verkehrsmittel zu nehmen, gehe ich, wenn möglich, zu Fuß oder fahre Rad.

Ergebnis: _____ x **Ja**

2

☐ ☐

Ich erinnere mich an viele Momente in meinem Leben, auch in Kindheit und Jugend, in denen Bewegung und Sport mir Freude gemacht haben.

☐ ☐

Mich zu verausgaben, zu schwitzen und erschöpft zu sein ist auch ein schönes Gefühl.

Ja Nein

Wenn ich mich bewege, kann ich das manchmal richtig genießen. ☐ ☐

Ich bewege mich eigentlich sowieso – ich gehe voll darin auf. ☐ ☐

Körperlich aktiv zu sein, das gehört einfach zu mir. ☐ ☐

Ich habe einige Lieblingsbewegungen und/oder Lieblingsmomente beim Aktivsein. ☐ ☐

Ergebnis: _____ x **Ja**

3

Sport und Bewegung führen dazu, dass ich mich ausgeglichener und positiver fühle. ☐ ☐

Wenn ich mich regelmäßig bewege, fühle ich mich auch körperlich besser. ☐ ☐

Ich weiß einfach, dass es meiner Gesundheit gut-tut, mich zu bewegen – ich werde etwa weniger krank und kann Beschwerden verringern. ☐ ☐

Ja   Nein

Wenn ich mich bewege, bekomme ich den Kopf ☐ ☐
frei und lasse Stress hinter mir.

Ich spüre meinen Körper besser und auch mich ☐ ☐
selbst, wenn ich Sport mache oder mich bewege.

Körperlich aktiv zu sein ist für mich ein wichtiger ☐ ☐
Teil eines erfüllten Lebens.

Ergebnis: _____ x **Ja**

4

Warum ich mich bewege? Zu einem Großteil mo- ☐ ☐
tiviert mich, dass ich eine attraktive Figur haben
möchte.

Wer keinen Sport macht oder sich nicht bewegt, ☐ ☐
wirkt doch ein bisschen faul oder träge.

Fast alle machen Sport, da will ich nicht zurückste- ☐ ☐
hen, sonst hätte ich ein schlechtes Gewissen.

Ich finde, dass andere mehr Respekt vor einem ha- ☐ ☐
ben, wenn man fit und körperlich leistungsfähig
ist.

Ja   Nein

Wer wirklich gut aussehen will, muss einfach Sport machen oder bewusst aktiv sein.

☐ ☐

Fordernde Work-outs? Anderen zeigen, was man sportlich drauf hat? Ehrlich gesagt, springe ich auf solche Herausforderungen durchaus an.

☐ ☐

Ergebnis: _____ x Ja

5

Wenn ich schlechte Laune habe oder mich nieder-geschlagen fühle, kann ich mich meist nicht mehr zu Sport/Bewegung aufraffen.

☐ ☐

Wenn ich zu viel Arbeit oder zu viele Termine auf dem Programm habe, vernachlässige ich körperli-che Ertüchtigung.

☐ ☐

Ich habe einfach gar keine Zeit für Sport oder Be-wegung, mein Alltag ist zu voll.

☐ ☐

Wenn ich müde oder energielos bin, raffe ich mich auch nicht mehr auf.

☐ ☐

Ja   Nein

Vielleicht fehlt mir ein Trainingspartner oder jemand, der mich unterstützt.

Oft fällt mir erst am Ende der Woche wieder ein, dass ich ja eigentlich zweimal Sport machen wollte.

Ergebnis: _____ x **Ja**

6

Mir ist ziemlich klar, welche Form von körperlicher Aktivität zu mir passt.

Ich weiß genau, welche Dinge für mich ausgeschlossen sind, etwa Sport in der Halle.

Ich kann gut einschätzen, wie häufig, wie lange und an welchen Tagen Bewegung in meinen Alltag passt.

Über konkrete Angebote zum Sport in meiner Umgebung bin ich informiert (Vereine, Sportgruppen, Fitnessstudios).

Ja Nein

Ich weiß, was mich dabei unterstützt, mich zu bewegen, ob Musik, ein Trainingspartner, Apps oder
Fitness-DVDs. ☐ ☐

Mir ist klar, wie viel und welche Art von Bewegung und Sport für meinen Trainingszustand
realistisch sind. ☐ ☐

Ergebnis: _____ x Ja

7

Wenn ich Sport mache oder mich bewege, dann
weiß ich auch, dass das halbwegs funktioniert und
ich schaffe, was ich mir vornehme. ☐ ☐

Ich traue mir die Bewegungsabläufe und die notwendigen Techniken grundsätzlich zu. ☐ ☐

Ich finde es nicht so schlimm, wenn es im Training
am Anfang vielleicht etwas langsamer geht oder
auch mal unbeholfen aussieht. ☐ ☐

Auch die erste Zeit traue ich mir zu und kann mir
gut vorstellen, mit Anfangsschwierigkeiten umzugehen. ☐ ☐

Ja Nein

Ich bin sicher, dass ich bei Problemen auch Alternativen finde, zum Beispiel, wenn ich aus gesundheitlichen Gründen etwas nicht mehr machen kann.

Ich kann mir gut vorstellen, erfolgreich mit Training anzufangen oder dabeizubleiben.

Ergebnis: _____ x **Ja**

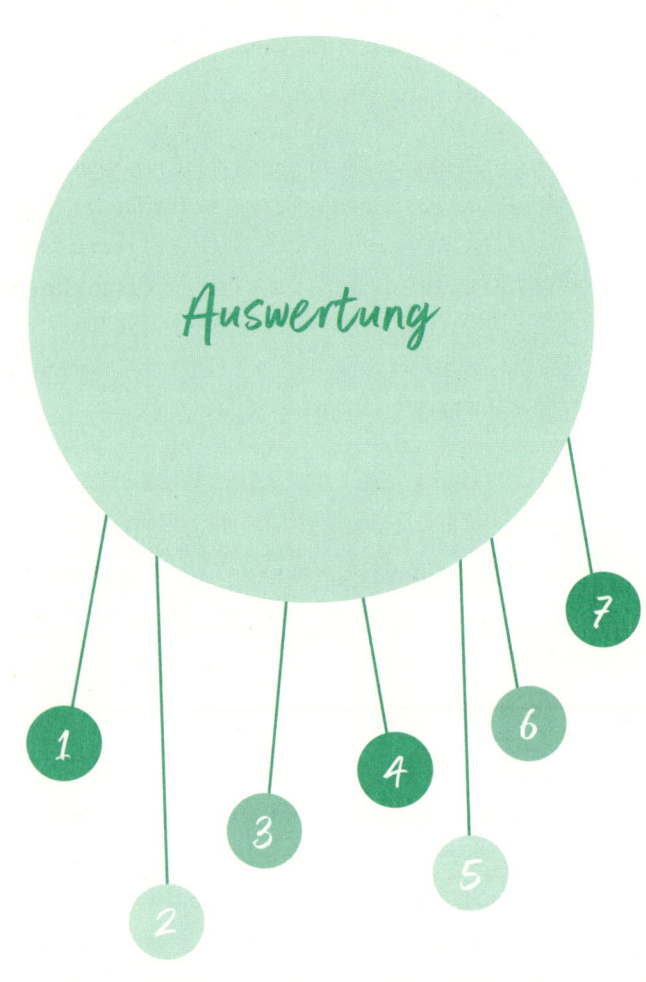

Auswertung

1

Bestandsaufnahme: Wie viel bewege ich mich?

5- bis 6-mal Ja: VIEL

Sie sehen sich als aktiven Menschen, für den Bewegung ein fester Bestandteil des Lebens ist. Es gibt für Sie im Augenblick daher keinen Grund, Ihr Verhalten konkret zu ändern. Nutzen Sie die weitere Auswertung dennoch dazu, Ihre Bewegungsmotivation und Ihr Planungsverhalten beim Sport besser zu verstehen. Dieses Wissen können Sie nutzen, um sich das Dranbleiben noch leichter zu machen.

3- bis 4-mal Ja: MITTEL

Sie stehen zwischen den Extremen: Entscheiden Sie selbst, ob Sie noch mehr Bewegung in Ihr Leben einbauen wollen. Prüfen Sie aber auch, ob Teile des Textes WENIG auf Sie zutreffen.

0- bis 2-mal Ja: WENIG

Sie sehen sich als eher passiven Menschen. In Ihrem Leben haben körperliche Aktivität, Bewegung oder Sport nur wenig Platz. Das kann unterschiedliche Gründe haben. Möglicherweise macht Ihnen Bewegung kaum Freude. Oder Sie haben den Eindruck, keine Zeit für sportliche Aktivitäten zu haben. Das ist erst einmal in Ordnung. Dennoch wissen Sie selbst auch, dass in Sport und Bewegung viele positive Faktoren stecken. Es könnte sich also lohnen, mithilfe der weiteren Checklisten besser zu verstehen, woran es liegt, dass Sie sich wenig bewegen. Wenn Sie klarer sehen, kann Ihnen das helfen, Ihre Motivation zu stärken.

 ## Bewegungsfreude: Wie gern bewege ich mich?

5- bis 6-mal Ja: VIEL

Für Sie ist Bewegung elementar mit Freude, Genuss und anderen positiven Gefühlen verbunden. Diese Motivationslage nennt man »intrinsisch«, also aus Freude an der Sache selbst stammend. Dies ist die stärkste Form der Motivation, und sie sorgt oft dafür, dass Menschen regelmäßig und dauerhaft körperlich aktiv sind. Mag sein, dass Sie beim Sporttreiben auch noch andere positive Konsequenzen im Blick haben, etwa Ihre Gesundheit, doch solche Argumente sind für Sie als Antrieb nicht vorrangig. Nehmen Sie Ihre Bewegungsfreude wichtig – und probieren Sie, diese starke Motivation ab jetzt noch bewusster einzusetzen. Fragen Sie sich etwa in einer ruhigen Minute, welche Sportarten Ihnen besonders viel Spaß machen, welche Bewegung Sie genießen. Diesen Lieblingsaktivitäten können Sie sich dann häufiger zuwenden.

3- bis 4-mal Ja: MITTEL

Sie bewegen sich zumindest teilweise gern. Lesen Sie die Empfehlungen unter VIEL und unter WENIG, und entscheiden Sie, welche Sie aufgreifen wollen.

0- bis 2-mal Ja: WENIG

Obwohl Sie möglicherweise sportlich aktiv sind, verbinden Sie Bewegung kaum mit positiven Gefühlen oder Freude. Dabei ist Genuss der stärkste Antrieb für unser Verhalten. Ohne ein bisschen Freude an der Bewegung ist es für Sie ungleich schwerer, anzufangen oder dauerhaft aktiv zu bleiben. Stärken Sie also Ihren Sinn für Bewegungsfreude. Etwa, indem Sie gemeinsam mit einer vertrauten Person überlegen, wo es Momente gibt, die Ihnen bei der körperlichen Aktivität doch Freude machen. Kann es sein, dass Sie die frische Luft beim Laufen genießen? Oder mögen Sie Sport in der Gruppe? Lieben Sie die Herausforderung, neue Choreografien beim Aerobic oder Zumba einzuüben? Versuchen Sie, mehr von diesen freudvollen Bewegungsmomenten in Ihren Alltag zu holen.

 ## Persönliche Einstellung: Habe ich gute Gründe, mich zu bewegen?

5- bis 6-mal Ja: VIEL

Ihnen sind die positiven Konsequenzen von Sport sehr bewusst. Weil Sie so genau wissen, warum Sport und Bewegung gut für Sie sind, gehört körperliche Aktivität für Sie wahrscheinlich auch selbstverständlich zu einem ausgefüllten Leben. Das ist gut. Prüfen Sie jedoch, ob die Dinge, die Sie durch Sport erreichen, wirklich für Sie ganz persönlich erstrebenswert sind. Trotz aller Ziele: Achten Sie auch auf angenehme Gefühle während des Sporttreibens. Diese bewusste Wahrnehmung der schönen Momente beim Sport stärkt nach und nach Ihre Freude an der Bewegung – und dadurch die intrinsische Motivation (siehe Checkliste 2). Und diese ist immer stärker als alle vernünftigen Gründe.

3- bis 4-mal Ja: MITTEL

Sie stehen zwischen den Extremen. Lesen Sie den Text zu VIEL und WENIG ebenfalls, und entscheiden Sie selbst, welcher Tipp Ihnen helfen könnte.

0- bis 2-mal Ja: WENIG

Die üblichen guten Gründe für Sport und Bewegung – etwa Stressabbau oder ein positives Körpergefühl – bedeuten Ihnen wenig. Bewegung oder Sport scheinen für Sie kaum Sinn und Nutzen zu haben. Falls Sie Ihre Einstellung ändern wollen, kann es helfen, mehr über die positiven Konsequenzen von Bewegung zu erfahren. Vorteile wie etwa Gesundheit, Wohlbefinden oder Abwechslung vom Alltag könnten durchaus bedeutsam für Sie sein. Achten Sie auch einmal bewusst darauf, wie Sie sich fühlen, wenn Sie das nächste Mal zu Fuß laufen, Rad fahren oder sportlich aktiv sind. All das kann Ihnen helfen, Argumente für körperliche Aktivität zu finden, hinter denen Sie stehen können. Extratipp: Erstellen Sie eine Miniliste, auf der Sie Argumente für Sport und Bewegung sammeln. Schauen Sie sich diese an, wenn Sie sich das nächste Mal aufraffen wollen.

4 Äußere Faktoren:
Was denken die anderen?

5- bis 6-mal Ja: VIEL

Sie fühlen sich zum Sport gelegentlich gedrängt und denken häufiger, sich fit halten zu »müssen«. Bewertungen, die von außen kommen und Ihnen vielleicht ein schlechtes Gewissen machen, spielen für Sie eine große Rolle. Das können die Empfehlungen von Arzt oder Partner sein, aber auch Idealbilder aus den Medien. Möglicherweise treiben Sie auch deshalb Sport, weil Sie hoffen, so Figur und Aussehen zu verbessern. Diese äußeren Motivationsfaktoren sind als erster Antrieb okay. Doch wenn es darum geht, sich langfristig und regelmäßig fit zu halten, versagt dieser Antrieb häufig. Um sich nachhaltig zu motivieren, kann es deshalb wichtig sein, dass Sie Gründe für Bewegung finden, die für Sie persönlich bedeutsam sind: Schauen Sie sich dazu die Empfehlungen in den Checklisten 2 und 3 an.

3- bis 4-mal Ja: MITTEL

Sie stehen zwischen den Extremen. Lesen Sie die Auswertung zu VIEL und WENIG, und entscheiden Sie selbst, welche Anregungen Sie aufgreifen wollen.

0- bis 2-mal Ja: WENIG

Sport oder Bewegung ist für Sie nichts, was Sie sich von anderen aufdrängen lassen. Druck von außen spielt für Sie kaum eine Rolle. Empfehlungen hören Sie sich zwar an, entscheiden dann aber selbst, was davon für Sie passt. Erhalten Sie sich diese Grundeinstellung, und genießen Sie zusätzlich die Bewegung, wann und wo immer es geht.

 ### Barrieren überwinden: Was hält mich von Sport und Bewegung ab?

0- bis 2-mal Ja: WENIG

Es gibt für Sie nur wenige Barrieren, wenn es um das Thema Sport geht – und Sie können diese wahrscheinlich gut umschiffen. Vermutlich freuen Sie sich auf den Sport und haben gute Laune, wenn Sie starten wollen. Sollten Sie dennoch mal ein Tief haben, stellen Sie sich genau vor, wie schön es sein könnte, gleich Sport zu treiben. Dann kommt die Lust oft von allein. Wichtig: Manche Menschen haben nur eine einzige Barriere, doch die hemmt sie massiv. Falls das auf Sie zutrifft, lesen Sie unbedingt die konkreten Empfehlungen zum Umgang mit Barrieren unter VIEL.

3- bis 4-mal Ja: MITTEL

Sie stehen zwischen den Extremen. Lesen Sie, wenn Sie mögen, die Tipps in der Kategorie VIEL, und entscheiden Sie, ob diese Ihnen helfen können.

5- bis 6-mal Ja: VIEL

Wenig Zeit, Müdigkeit und Lustlosigkeit sind Dinge, die Ihren Bewegungseinheiten immer wieder im Weg stehen. Das ist ungünstig, denn die Anstrengung fängt so bereits vor dem Sporttreiben an. Um Barrieren zu überwinden, gibt es verschiedene Ansätze. Im Alltag kann all dies hilfreich sein:

1. Suchen Sie nach einem Sport/einer Bewegungsform, auf die Sie sich freuen. Nur so können Sie gute Laune bekommen, bevor Sie Sport treiben.
2. Muntern Sie sich selbst auf, wenn Sie loslegen wollen. Fordern Sie sich zum Beispiel laut auf, jetzt anzufangen – oder legen Sie schwungvolle Musik auf, ehe Sie starten.
3. Verabreden Sie sich mit einem Partner zum Sport, oder schreiben Sie jemandem, dass Sie jetzt gleich Sport treiben werden. Ein wenig Selbstverpflichtung schadet nicht.

 ## Zielsetzung: Habe ich einen Bewegungsplan?

5- bis 6-mal Ja: VIEL

Sie wissen gut, wie und wo Sie Sport machen wollen und in welchem Umfang. Ihre Ziele und Pläne sind konkret und klar – und helfen Ihnen ganz praktisch dabei, in Bewegung zu kommen. Wenn Sie in dieser Checkliste häufig »Ja« angekreuzt haben, heißt das aber auch, dass Sie im Augenblick nicht noch mehr Zeit in Planung und Vorbereitung stecken müssen. Ihre Vorstellungen sind konkret genug, um loszulegen. Falls Sie merken, dass Sie trotz klarer Pläne nicht anfangen, versuchen Sie nachzuvollziehen, ob das Zaudern an anderen Faktoren liegt, etwa an mangelnder Bewegungsfreude oder Barrieren im Alltag. Schauen Sie sich dazu noch mal Ihre Ergebnisse in den Checklisten 2 und 5 an.

Zwei generelle Tipps: Bleiben Sie in Ihrer Zielsetzung auf jeden Fall realistisch. Und denken Sie daran, die Bedürfnisse nahestehender Menschen sowie die Umstände Ihrer Lebenssituation in Ihrem Bewegungsplan zu berücksichtigen. Sport oder Bewegung sollten nicht dazu führen, dass Ihre Familie, Ihre Freunde und Ihr Beruf darunter leiden.

3- bis 4-mal Ja: MITTEL

Sie stehen zwischen den Extremen. Dennoch empfehlen wir Ihnen, auch den Text unter WENIG zu lesen. Wägen Sie ab, welche Tipps dort für Sie passend sein könnten.

0- bis 2-mal Ja: WENIG

Sie wissen noch nicht genau, was Sie in Sachen Bewegung erreichen möchten. Für Sie lohnt es sich deshalb, sich mehr mit dem Thema Zielsetzung und Planung zu beschäftigen. Dabei hilft die sogenannte SMART-Formel, ein Leitfaden für das Finden und Formulieren sinnvoller Ziele:

S steht für spezifisch. Sie sollten sich also zunächst überlegen, mit welcher konkreten Sport- oder Bewegungsaktivität Sie starten wollen und wie und wo Sie loslegen.

M steht für messbar. Formulieren Sie zum Beispiel Ihr Ziel so, dass Sie in vier Wochen überprüfen können, ob Sie es erreicht haben. Stellen Sie sich dieser Messbarkeit!

A heißt akzeptiert. Sie müssen es selbst wirklich wollen.

R heißt realistisch. Sie sollten so planen, dass die Ziele zeitlich und von der sportlichen Leistung für Sie passend sind.

T steht schließlich für terminiert. Es ist wichtig, nicht nur ein konkretes Ziel, sondern auch einen klaren Zeitplan zu haben. Fragen Sie sich, an welchen Tagen und zu welcher Uhrzeit Bewegung in Ihr Leben passt. Und wie lang die Bewegungseinheit dauern soll.

Formulieren Sie Ihre Vorhaben möglichst auch noch schriftlich – und hängen Sie Ihren SMART-Plan an einer gut sichtbaren Stelle auf.

Selbstvertrauen: Traue ich mir die Bewegung auch zu?

5- bis 6-mal Ja: VIEL

Was Sport angeht, sind Sie optimistisch und haben gutes Selbstvertrauen. Sie wissen, was in Sachen Bewegung auf Sie zukommt – und fühlen sich dem gewachsen. Das ist eine wichtige Eigenschaft, die Sie auch für andere Lebensbereiche stärken kann, etwa im Beruf. Gerade wenn Sie in bestimmten Sportarten schon sehr routiniert und erfahren sind, kann es durchaus ratsam sein, ab und zu Neues auszuprobieren und sich herauszufordern. Denn immer, wenn man etwas dazulernt, wächst auch das Selbstvertrauen. Wählen Sie etwa neue Trainingsvarianten, oder probieren Sie eine ganz andere Sport- und Bewegungsform aus. Machen Sie solche kleinen Experimente allerdings nur, wenn Sie dazu Lust haben: Sie sollen sich schließlich sicher und wohlfühlen.

3- bis 4-mal Ja: MITTEL

Sie stehen in Sachen sportliches Selbstvertrauen zwischen den Extremen. Lesen Sie die Texte unter VIEL und WENIG, und entscheiden Sie selbst, ob Sie einer der Empfehlungen folgen wollen.

0- bis 2-mal Ja: WENIG

Ihren Angaben nach fehlt es Ihnen an Selbstvertrauen im Sport. Sie wissen nicht, ob Sie den Anforderungen gewachsen sind oder ob Sie ein Training körperlich, mental und motivational durchhalten können. Vielleicht befürchten Sie sogar, sich zu blamieren oder vor sich selbst zu versagen. Solche Gefühle sind verständlich, denn es kommt ja Neues und Unbekanntes auf Sie zu. Dennoch kann man die eigene Unsicherheit gezielt reduzieren. Es kann etwa helfen, sich detailliert darüber zu informieren, was Sie erwartet: Wie hoch ist die körperliche Anforderung? Was für Bewegungsabläufe gibt es? In welchem Rahmen findet der Sport statt? Nach dieser Wissensphase folgt das Ausprobieren. Machen Sie die ersten Schritte am besten gemeinsam mit Menschen, denen Sie vertrauen, etwa einem Personal Trainer oder sportlichen Freunden. Suchen Sie sich Situationen, in denen Sie sich auch trauen, Unsicherheiten zu äußern. In einer guten Trainingsumgebung wird man auf Sie eingehen. Und noch ein Tipp: Wenn Sie merken, dass Sie wenig Selbstvertrauen haben und deshalb nicht mit Sport anfangen, kann es hilfreich sein, sich frühere positive Erlebnisse mit Bewegung vor Augen zu führen – selbst wenn diese schon lange zurückliegen.

COACHING

Fitter werden

Sie wollen sich mehr bewegen? Würden sich wohler fühlen, wenn Sie aktiver wären? Hier können Sie lernen, in Bewegung zu kommen. Langsam, von Grund auf und ohne Druck. Sportliche Leistung ist dabei zweitrangig. Wichtiger ist, dass Sie herausfinden, was Ihnen guttut.

Dauer

Auf Trab kommen! Ja, aber wie? Sie können dieses Vorhaben auf vielen Wegen, mit unterschiedlichen Übungen erreichen. Es ist gut, wenn Sie sich für dieses Coaching etwa acht Wochen Zeit nehmen – also jede Woche eine Übung machen. Sie können sich aber auch gezielt einzelne Übungen herausgreifen und diese zwei Monate lang verfolgen. Das bleibt Ihnen überlassen!

Schritt 1: Eine gute Körperhaltung finden

Vergessen Sie selbstquälerisches Verhalten beim Fitnesstraining. Wer sich mehr bewegen will, dem hilft es eher, bei den eigenen Bedürfnissen und beim eigenen Wohlbefinden anzusetzen. Achten Sie also darauf, wann Ihnen im Alltag Bewegung guttut – und richten Sie sich danach. Diese erste einfache Übung setzt deshalb am Thema Körperwahrnehmung an – es ist letztlich eine Haltungsübung.

Halten Sie, wo immer Sie gerade sind, einmal inne. Fragen Sie sich: Sitze oder stehe ich im Augenblick aufrecht und gerade, also etwa wie ein französisches Baguette? Oder erinnert die gekrümmte Haltung meines Rumpfes mich eher an ein gebogenes Croissant? Kreuzen Sie an:

☐ Baguette
☐ Croissant

Falls Sie bei dieser ersten Mini-Reflexion registrieren, dass Sie zur Croissant-Fraktion gehören, probieren Sie in den nächsten Tagen immer wieder, bewusst eine aufrechte Haltung einzunehmen. Die folgende Übung hilft Ihnen dabei:

Übung: Bitte gerade halten!

Im Sitzen:

1. Stellen Sie die Füße bequem breit auf den Boden. (Also zum Beispiel nicht die Beine übereinanderschlagen oder unter den Stuhl ziehen.)
2. Statt nun das Kreuz durchzudrücken, richten Sie Ihre Aufmerksamkeit lieber aufs Brustbein und heben dieses leicht an. Ein Trick: Lassen Sie gleichzeitig das Kinn ganz leicht nach vorn fallen – sonst überstreckt man den Nacken.
3. Die Schultern sind locker, und der Bauch sollte entspannt sein, nicht eingezogen.

Im Stehen:

1. Stellen Sie die Füße in der Breite, die für Sie bequem ist, das Gewicht etwa gleich verteilt.
2. Auch hier: Heben Sie leicht das Brustbein (und lassen Sie gleichzeitig das Kinn leicht Richtung Brust sinken).
3. Achten Sie auch hier auf eine moderate Körperspannung. Die Schultern sind entspannt, Bauchatmung sollte locker möglich sein.

Wichtig: Sitzen oder stehen Sie krumm? Bringen Sie sich in den nächsten Tagen immer wieder in eine aufrechte Haltung. Es hilft, wenn Sie dabei nicht versuchen, perfekt gerade zu sitzen, sondern sich einfach locker aufrichten.

Sie werden sehen, dass bereits diese Übung Sie schult, Ihren Körper und seine Empfindungen im Alltag besser wahrzunehmen – und kleine Bewegungen im Alltag bewusster zu registrieren. So bekommen Sie mit, wie es Ihnen körperlich geht – und wann Sie Aktivität oder eine Haltungsänderung brauchen.

Schritt 2: Bewegungstyp finden

Wenn man sich zur Bewegung oder zum Sport zwingt, geht das meistens nicht lange gut. Viel nachhaltiger ist es, Aktivitäten ins Leben einzubauen, die zu einem passen. Finden Sie also heraus, welche Bewegungen Ihnen Freude machen und welche Art von sportlicher Betätigung Ihnen guttut. Die Aufgabe dazu ist zweigeteilt: Zunächst finden Sie heraus, welcher Bewegungstyp Sie sind. Danach bekommen Sie Vorschläge für passende sportliche Vorhaben – von denen Sie ein oder zwei in dieser Woche auch gleich umsetzen können.

Übungsteil 1:
Welcher Bewegungstyp bin ich?

Hier finden Sie einige Reflexionsfragen zu Ihrer Sport- und Bewegungsgeschichte. Bitte nehmen Sie einen Zettel zur Hand und beantworten Sie die Fragen möglichst genau. Wenn Ihnen nicht sofort eine gute Antwort einfällt – nehmen Sie sich ein bisschen Zeit. Manche positiven sportlichen

Erlebnisse sind tief in der Erinnerung vergraben. Sie wiederzufinden lohnt sich aber.

- Welche Art von Bewegung hat Ihnen als Kind oder Teenager Freude bereitet? Welche Art von Sport haben Sie gemacht?
- Bei welcher Bewegung oder welchem Sport wird Ihnen warm ums Herz, was machen Sie bis heute – zumindest theoretisch – gern?
- Sind Sie jemand, der Sport und körperliche Leistung mag? Oder sind Sie jemand, der sich einfach gern bewegt? Oder trifft nichts von beidem zu?
- Mal abgesehen von Sport und Fitness – welche Bewegungen machen Sie gern, auch wenn Sie diese nie als »Sportprogramm« bezeichnen würden? (Beispiele: sich dehnen oder rekeln, spazieren gehen, tanzen, im Meer schwimmen, Federball spielen, im Garten werkeln.)
- Haben Sie in der letzten Zeit eine schöne Bewegungssituation erlebt, etwa einen Tauchgang, das Gemeinschaftsgefühl beim Mannschaftssport, eine Wanderung in einer schönen Landschaft? Beschreiben Sie diese Situation hier möglichst plastisch.
- Sind Sie ein Mensch, der letztlich gar keine große Freude an Bewegung hat, aber glaubt, etwas für Gesundheit oder Figur tun zu müssen?

Haben Sie diese Fragen für sich beantwortet? Dann entscheiden Sie nun selbst, zu welchem der folgenden drei Typen Sie am ehesten gehören:

A Sportler

Meine positiven Erlebnisse mit Sport haben mit Leistung und Grenzerfahrungen zu tun. Außerdem habe ich – oder hatte zumindest lange – eine Grundfitness.

B Bewegungsmensch

Ich genieße manche körperliche Aktivität, bewege mich gern, auch im Alltag – aber so richtig Sport machen ist mir schnell zu anstrengend.

C Bewegungsmuffel

Es war mir schon immer ein Rätsel, was andere an Sport oder Bewegung finden. Ich brauche das für mich nicht so sehr.

Haben Sie herausgefunden, welcher Typ Sie sind? Dann halten Sie das für sich fest. Ganz wichtig: Alle drei Typen haben ihre Berechtigung. Nichts ist falsch.

Übungsteil 2

Sind Sie A, also ein Sportler?

Dann nehmen Sie sich für diese Woche ein oder zwei Termine vor, an denen Sie eine Ihrer Lieblingssportarten wieder einmal angehen könnten. Handelt es sich um Mannschaftssport oder Sport, der nur in bestimmten Gegenden möglich ist, für den man viel Equipment oder bestimmtes Wetter braucht wie Skifahren, Segeln oder Surfen, dann wählen

Sie andere Sport- und Bewegungsmöglichkeiten, die Sie mögen. Wenn Sie merken, dass Sie sich einfach gern draußen bewegen oder mit Bällen umgehen – dann probieren Sie in dieser Woche ein- oder zweimal sportliche Aktivitäten in dieser Richtung. Fordern Sie sich nicht zu sehr. Lassen Sie zu, dass die Bewegung Ihnen auch Energie gibt – und nicht nur nimmt.

Sind Sie B, also ein Bewegungsmensch?

Vergessen Sie für sich erst mal den Plan, unbedingt einen »richtigen« Sport anzufangen oder sich in einem Fitnessstudio auszupowern. Das macht Ihnen wahrscheinlich nicht langfristig Freude. Intensivieren Sie lieber im Alltag die Bewegungsarten, die Ihnen Spaß machen. Egal ob Sie gern spazieren gehen oder tanzen, sich dehnen oder beim Putzen ins Schwitzen bringen, Rad fahren oder mit Ihren Kindern toben – gönnen Sie sich in den nächsten Tagen bewusst zwei solche »Bewegungseinheiten«.

Sind Sie C, also ein Bewegungsmuffel?

Sie sind nicht allein. Es gibt eine ganze Menge Menschen, die Sport und Bewegung nicht sehr mögen, aber immer denken, sie müssten doch auch mal was tun. Zwingen Sie sich nicht weiter! Lassen Sie alle Pläne fallen, die ehrlicherweise nicht zu Ihnen passen und Sie nur stressen. Beschäftigen Sie sich in dieser Woche lieber mit kleinen Bewegungen und Haltungen. Probieren Sie, gerade zu stehen und zu sitzen, wie Sie es in Woche eins geübt haben. Oder rekeln Sie sich, und machen Sie kleine Dehnübungen. Forschen Sie weiter, wann

Ihnen Bewegung mal über ein paar Minuten Freude macht. Setzen Sie dort an – und nicht an überzogenen Ansprüchen.

Schritt 3: Richtig gehen

> *»Vogel fliegt, Fisch schwimmt, Mensch läuft«*
> Emil Zatopek, tschechischer Langstreckenläufer

Unser Körper ist fürs aufrechte Gehen gemacht. Wenn Sie ihm viele Wege zu Fuß gönnen, tun Sie schon sehr viel für eine gesunde und wohltuende Ertüchtigung und belasten den Bewegungsapparat auf angenehme Weise. Dabei werden alle Muskeln und Gelenke optimal beansprucht und bekommen die Bewegungsimpulse, die sie für die Gesunderhaltung brauchen.

Übung

Bewusst gehen

Im ersten Schritt haben Sie sich bereits mit einer bewussten Haltung beim Sitzen und Stehen beschäftigt. In dieser Woche geht es darum, auch das Gehen bewusst zu gestalten. Wenn Sie in den nächsten Tagen zu Fuß gehen, können Sie

probieren, immer wieder in den Modus des »vitalen Gehens«
zu wechseln. Das ist im Grunde ganz einfach:

1. Stehen Sie in der aufrechten Haltung, die Sie bereits
   geübt haben (Beine in angenehmer Breite, Brustbein
   angehoben, Schultern und Bauch locker).
2. Gehen Sie in dieser Haltung los, flott und in angenehm
   großen Schritten, aber nicht schnell. Wenn Sie die Ge-
   schwindigkeit überprüfen wollen, überlegen Sie, ob man
   dazu »Das Wandern ist des Müllers Lust« pfeifen könnte.
3. Bewegen Sie die Arme locker mit, sie sollen frei
   schwingen, die Bewegung kommt aus der Schul-
   ter. (Dazu ist es gut, wenn man nur einen Rucksack
   trägt – oder auch mal ganz ohne Hand-, Akten- oder
   Einkaufstasche unterwegs ist.)
4. Achten Sie nun beim Gehen auf die Art, wie Sie die
   Füße setzen. Probieren Sie immer bewusst, die Ferse
   zuerst aufzusetzen und dann Richtung Fußspitze ab-
   zurollen. Das »bahnt« die gesunde Bewegung, aktiviert optimal die Fußmuskulatur.

Um mit dem vitalen Gehen anzufangen, reichen diese vier
Punkte aus. Wichtig ist immer, dass Sie nicht zu langsam
und nicht zu schnell gehen. Deshalb hier die Idee, ein Lied
dazu zu summen. Wenn Sie kein Volksliedfan sind, können
Sie auch Popsongs im gleichen Tempo wählen. Passend wäre
etwa der Popklassiker »Go West« von den Pet Shop Boys, der
Oldie »Yellow Submarine« von den Beatles oder der Rock-
song »Seven Nation Army« von den White Stripes.

Schritt 4: Aktiv im Alltag

Extratermine für Sport oder Bewegung einräumen? Das ist für viele Menschen schwierig, und daran scheitern häufig auch ernst gemeinte Fitnesspläne. Deshalb ist der Schlüssel zur Bewegung immer, diese in den Alltag zu integrieren. Wir haben für Sie eine Liste mit zahlreichen Anregungen für die verschiedenen Bewegungstypen zusammengestellt: sportlich, bewegungsfreudig oder eher bewegungsmuffelig.

Lesen Sie die Liste sorgfältig durch, und entscheiden Sie sich für zwei kleine Dinge, die Sie in den nächsten Tagen konsequent umsetzen wollen – das heißt, immer wenn sich die Gelegenheit ergibt, aber auf jeden Fall täglich einmal. Wählen Sie zwei Anregungen, ausgehend von Ihrem Bewegungstyp, den Sie in Schritt 2 ermittelt haben.

Übung

Wichtig: Entscheiden Sie nach den eigenen Vorlieben und danach, was Spaß machen könnte, und auf keinen Fall danach, was sich effektiv oder nach Schinderei anhört!

Für Bewegungsmuffel:

- Am Kopierer und bei der Hausarbeit in der Küche immer mal dehnen und strecken
- Langsam Treppen steigen statt den Fahrstuhl nehmen
- Tief und bewusst atmen und gerade stehen an der Supermarktkasse

- U-Bahn statt Auto fahren
- Nach dem Mittagessen oder Abendessen kurz aus dem Haus und eine Minirunde von fünf Minuten um den Block drehen
- Die übliche Hausarbeit bewusst machen, bei der Bewegung auf eine gerade Haltung achten
- Einen Abend nicht vor dem Fernseher verbringen, sondern den Kleiderschrank entrümpeln

Für Bewegungsfreudige:

- Tanzen mit Musik im Wohnzimmer
- Schnell Treppen steigen statt den Fahrstuhl nehmen
- Zu Fuß zum Supermarkt gehen
- Rad statt Bahn oder Auto fahren
- Vitales Gehen in der Mittagspause, nach Hause spazieren
- Die übliche Hausarbeit mit Schwung machen, zum Beispiel zügig arbeiten oder bewusst in die Hocke gehen
- Einen Abend nicht vor dem Fernseher verbringen, sondern stattdessen die Abstellkammer ausmisten

Für Sportler:

- Work-out mit YouTube-Videos, Apps, einer CD, DVD im Wohnzimmer
- Im Laufschritt Treppen steigen statt den Fahrstuhl nehmen
- Auch lange Alltagsstrecken radeln oder zu Fuß gehen
- Zum Einkaufen joggen
- Sport oder Jogging in der Mittagspause

- Zusätzliche Hausarbeit übernehmen, die sehr aktiv ist, etwa den Müll runterbringen, Altpapier zerkleinern, staubsaugen
- Einen Abend nicht vor dem Fernseher verbringen, sondern stattdessen Küche oder Dachboden aufräumen

Haben Sie sich zwei Punkte herausgesucht? Gut! Welche sind es?

> **Tipp:** Falls Sie durch die Anregungen in den vorhergehenden Schritten schon Ideen für Sport oder Fitnesspläne bekommen haben, die Sie bereits aktiv verfolgen, haben diese Priorität. Nehmen Sie die hier vorgeschlagenen Bewegungen dann nur dazu, wenn Sie wirklich Lust haben.

5 Schritt 5: Mehr Bewegung für die gute Laune

Wer sich bewegt, fühlt sich auch besser. Das ist eine Binsenweisheit – die man dennoch oft vergisst. Hier schlagen wir Ihnen Übungen vor, mit denen Sie bewusst spüren, wie gut es für Ihre Stimmung ist, sich zu bewegen. Psychologen und Sportwissenschaftler sind sich sicher, dass es leichter ist, im Alltag dauerhaft aktiv zu sein, wenn man die Erfahrung verinnerlicht, dass Bewegung positiv und entlastend wirkt.

Sie bekommen hier zwei kleine Aufgaben, mit denen Sie bewusst spüren und prüfen können, welche Wirkung Bewegung auf die Psyche hat. Wählen Sie die Aufgabe, die in Ihren Alltag und zu Ihrer Situation passt. Sie können auch beide Übungen ausprobieren.

Übung 1

Bei Anspannung: Ob bei der Arbeit, im Haushaltsalltag oder in der Familie – wann immer Sie sich in den nächsten Tagen in einer konkreten Situation kurz gestresst, genervt oder angespannt fühlen, probieren Sie als Gegenstrategie Folgendes: Laufen Sie eine Minute in Ihrer Wohnung, auf dem Büroflur oder auch draußen. Achten Sie dabei auf die Haltung, die Sie beim vitalen Gehen einnehmen – aufrecht, bewusst. Falls Sie Zuschauer fürchten, reicht auch die Minimalvariante: Setzen Sie sich aufrecht hin – denken Sie an Baguette statt Croissant –, und atmen Sie vier- oder fünfmal bewusst ein und aus. Registrieren Sie danach, wie Sie sich fühlen. Hat sich etwas verändert? Wiederholen Sie diese Übung über mehrere Tage!

Übung 2

Bei mieser Laune: Die meisten Menschen wissen ungefähr am frühen Nachmittag, ob der Tag für sie gut oder belastend gewesen ist. Versuchen Sie in der kommenden Woche, immer wieder bewusst zu registrieren, ob ein Tag eher ein »Daumen hoch« oder ein »Daumen runter« verdient – oder etwas dazwischen. Probieren Sie nun an zwei Nachmittagen oder

Abenden, an denen Ihre Stimmung eher gedämpft ist, für einige Minuten nach draußen zu gehen und zu laufen. Das kann ein Spaziergang mit Musik sein, ein Gang zum Einkaufen oder eine kleine, an sich langweilige Runde um den Block. Registrieren Sie, wenn Sie wieder zu Hause sind, ob sich Ihre Stimmung und Ihr Körpergefühl verändert haben.

Reflexion

Überlegen Sie noch mal im Rückblick:

- Wie hat sich die Bewegung auf Ihre Stimmung ausgewirkt?
- Was haben Sie erlebt?
- Welche Art der Bewegung tut Ihrer Psyche besonders gut?

Tipp: Forscher, die sich mit »Embodiment« beschäftigen, also den Einfluss von Körperhaltungen auf die Psyche erkunden, haben mittlerweile Belege dafür gefunden, dass bereits eine aufrechte Körperhaltung die Stimmung verbessert und wach macht. Ein krummer Rücken drückt dagegen die Stimmung und macht uns anfällig für Frust. Einfache Haltungskorrekturen heben also bereits die Laune.

6

Schritt 6: So fangen Sie an – und halten durch

Beim Umsetzen der guten Vorsätze, sich mehr zu bewegen, haben viele Menschen vor allem logistische Probleme. Das heißt, sie haben zwar Lust und finden ihre Bewegungsübungen oder einen Sport sinnvoll und schön – doch im Alltag kollidieren oft Termine, Verpflichtungen oder Müdigkeit mit den Bewegungsplänen. Hier bekommen Sie einige Tipps, wie Sie sich motivieren und organisieren können.

Übung

Überlegen Sie zuerst einmal, was nach Ihren bisherigen Erfahrungen in diesem Coaching ein lohnendes Bewegungsziel für Sie sein könnte – und wann und wie Sie Ihren Vorsatz verwirklichen wollen. Zum Beispiel: »Dienstagsabends nach der Arbeit will ich joggen gehen« oder »Jeden Morgen gleich nach dem Aufstehen will ich ein paar kleine Yogaübungen machen«.

Schreiben Sie Ihr konkretes Bewegungsziel hier auf:

Stellen Sie sich nun die Situation genau und bildlich vor – und bilden Sie auf dieser Basis einen Wenn-dann-Satz. Etwa: »Wenn ich dienstags von der Arbeit nach Hause komme, dann ziehe ich sofort meine Laufschuhe an und jogge los.« Oder: »Wenn ich aufgestanden bin, dann stelle ich mich noch im Schlafanzug neben mein Bett und mache Yoga, danach koche ich mir einen Kaffee.«

Schreiben Sie Ihren persönlichen Wenn-dann-Satz hier auf:

Probieren Sie in der laufenden Woche, Ihre Bewegungsvorsätze mithilfe der Wenn-dann-Sätze zu verwirklichen. Sie werden sehen: Dadurch, dass Sie Ihr Vorhaben innerlich an eine Situation im Alltag gekoppelt haben, werden Sie konkret daran erinnert und können diese eher umsetzen und in Ihre Routine einbauen. Je häufiger man die Wenn-dann-Pläne umsetzt, desto stärker wird der Automatismus. Dass diese Technik funktioniert, hat der Motivationspsychologe Peter Gollwitzer in Studien für viele unterschiedliche Motivationsthemen belegt.

Reflexion

Reflektieren Sie am Ende dieser Woche noch einmal, ob Ihnen die Wenn-dann-Sätze geholfen haben. Falls Sie merken, dass Ihnen diese Technik nicht hilft, könnte es sein, dass Ihre sportlichen Vorsätze letztlich an tief sitzenden Motivationsblockaden scheitern. Diese sind oft schwer ohne Hilfe zu knacken.

7

Schritt 7:
Zwei einfache Übungen

Es gibt einfache Bewegungsabläufe, die Sie in Ihren Alltag integrieren können und die Ihre Beweglichkeit und Ihr körperliches Wohlbefinden oft schon nach wenigen Tagen steigern. Sie lernen hier zwei solche Übungen kennen. Bevor Sie anfangen, machen Sie einen Mini-Bewegungstest. Stellen Sie sich mit flachen Schuhen oder barfuß hin, und versuchen Sie mit möglichst gestreckten Beinen eine normale Rumpfbeuge, also ein Beugen nach vorn, bei dem sich die Fingerspitzen Richtung Boden bewegen. Schaffen Sie es bis zum Boden? Die meisten Menschen über dreißig Jahre, die nicht regelmäßig Gymnastik machen, haben bei dieser Übung das Gefühl, bereits vollkommen »eingerostet« zu sein. Die Rumpfbeuge ist als Vortest gedacht. Bitte wiederholen Sie diese Bewegung noch einmal direkt nach den Übungen – und achten Sie auf den Unterschied.

Übung: Eine Art Kniebeuge

1. Wieder die aufrechte Haltung, Füße etwa schulterbreit.

2. Beugen Sie sich nach vorn, und rollen Sie sich wie ein Igel ein. Dabei bewegen Sie die parallel gehaltenen Arme durch die Beine durch nach hinten. (Beugen Sie Rücken und Nacken so weit, wie es möglich und angenehm ist.)
3. Richten Sie sich wieder auf, und nehmen Sie die Arme über den Kopf nach oben, der Daumen zeigt nach hinten. In der Streckstellung zweimal nachfedern.

Wiederholen Sie die Übung fünfmal. Nutzen: Die Übung löst Verkrampfungen im Rumpf, die Wirbelsäule wird mobilisiert.

Übung: Beugung und Streckung

1. Stehen Sie aufrecht, die Beine in bequemer Breite, so wie Sie es schon aus der Haltungsübung kennen.
2. Nun strecken Sie die Arme in der Horizontalen vor sich (wie ein Schlafwandler).
3. Schwingen Sie die Arme seitlich am Körper vorbei nach hinten, gehen Sie dabei in eine leichte Kniebeuge.
4. Schwingen Sie die Arme wieder nach vorn zurück, richten Sie sich auf – und breiten Sie die Arme mit den Handflächen nach oben seitlich aus (etwa wie eine Jesusstatue). Federn Sie in dieser geöffneten Position die Arme zweimal weich nach hinten.

Wiederholen Sie den Ablauf fünfmal. Nutzen: Diese Übung löst Verspannungen im Schultergürtel.

Wichtig: Machen Sie diese Übungen nun an drei bis vier Tagen immer mal wieder. Wiederholen Sie anschließend unbedingt den Eingangstest mit der Rumpfbeuge. Sie werden sehen, dass sich Ihre Beweglichkeit bereits verbessert hat!

Schritt 8: So bleiben Sie dran

Körperliche Aktivität in den Alltag integrieren – ohne Druck und mit Freude. Das ist das Ziel unseres Bewegungscoachings. Überlegen Sie nun abschließend, welche der Übungen und Anregungen Sie dauerhaft weiterführen wollen.

Nicht jede Bewegungsaufgabe passt zu jedem Menschen. Es kann sein, dass einige Schritte dieses Coachings für Sie eine Überforderung waren, andere eine Unterforderung – und andere gerade richtig. Reflektieren Sie deshalb nun noch einmal, welche Anregungen für Sie sinnvoll waren und Freude gemacht haben – und welche nicht. Bitte schauen Sie dazu diese Liste mit allen Aufgaben an, und kreuzen Sie zwei an, die Sie hilfreich fanden und weiterhin verfolgen wollen:

- [ ] Die eigene Haltung im Stehen, Gehen und Sitzen verbessern
- [ ] Sich immer wieder bewusst fragen, wie die Körperhaltung gerade ist – und wie diese die Stimmung beeinflusst
- [ ] Die eigenen Bewegungsziele so formulieren, dass sie zum Bewegungstyp passen

- ☐ Sich an Sport- und Bewegungserfahrungen in Kindheit und Jugend erinnern – und diese aufgreifen
- ☐ Vitales Gehen einsetzen
- ☐ Bewegungsgelegenheiten im Alltag nutzen – von Treppensteigen bis U-Bahn-Fahren
- ☐ Aktivitäten verstärken, die Stress reduzieren und gute Laune machen
- ☐ Konkrete Bewegungsziele formulieren
- ☐ Einfache Bewegungsübungen durchführen, mit denen Sie Ihre Flexibilität schnell verbessern können
- ☐ Wenn-dann-Sätze bilden und so typische Hindernisse wie Müdigkeit, Zeitmangel oder »Vergessen« überwinden.

Reflexion

Haben Sie ein oder zwei Punkte angekreuzt? Dann versuchen Sie, zumindest eine der ausgewählten Übungen auch im nächsten Monat weiterzuführen. Bis wann wollen Sie die Übung fortsetzen?

Datum: _____

BUCHEMPFEHLUNGEN ZUM WEITERLESEN

Maja Storch, Caroline Theiss: *Bewegen Sie sich besser!*, Göttingen: Hogrefe, 2018.

Mit Bewegungsideen und der richtigen Motivation durch jeden Tag. Wenn Ihnen die vorangegangenen Übungen gefallen und geholfen haben, dann ist das Buch der Motivationsexpertinnen Caroline Theiss und Maja Storch, die dieses Coaching entwickelt haben, empfehlenswert. Die beiden geben zahlreiche Anregungen, wie Sie sich zu Bewegung auf spielerische Art motivieren – und wie Sie lernen, mehr auf Ihren Körper und seine Bewegungsbedürfnisse zu achten.

Cordula Nussbaum: *Geht ja doch! Wie Sie mit 5 Fragen Ihr Leben verändern*, Offenbach: Gabal, 2015.

Wie motiviert man sich dazu, Pläne und Ziele, zum Beispiel in Bezug auf Sport und Bewegung, auch wirklich zu erreichen? Die Literatur zum Thema füllt ganze Bücherregale. Auf einfache und gekonnte Weise leitet die Münchner Trainerin Cordula Nussbaum ihre Leser in diesem Buch Schritt für Schritt zum Ziel. Ein wichtiger Ansatz: Sie können Ziele erreichen und Träume tatsächlich verwirklichen – aber nur, wenn Sie Prioritäten setzen und auf wenige Ziele viel Energie verwenden.

Billy Sperlich: *Laufen – Das Einsteigerbuch: Basics, Trainingspläne, richtige Ernährung, München:* Gräfe und Unzer, 2017.

Knapp sechs Millionen Deutsche gehen regelmäßig joggen. Als Gelegenheitsläufer bezeichnen sich weitere 17 Millionen. Das heißt: Laufen ist beliebt! Kein Wunder, denn Joggen ist ein hervorragendes moderates Bewegungstraining. Wer damit anfangen, wiedereinsteigen will oder sich als Anfänger mit Vorkenntnissen ein wenig steigern möchte, dem sei dieser Titel empfohlen.

Jörg Blech: *Die Heilkraft der Bewegung. Wie Sie Krankheiten besiegen und Ihr Leben* verlängern, Frankfurt am Main: Fischer, 2014.

Der SPIEGEL-Wissenschaftsautor Jörg Blech hat Studien zusammengestellt, die belegen, dass regelmäßige Bewegung unter anderem Erkrankungen wie Arthrose, Herzinfarkt, Depression und Diabetes lindern oder verhindern kann. Eine motivierende und verständliche Lektüre für alle, die sich die wohltuende und präventive Wirkung eines aktiven Lebens schwarz auf weiß vor Augen führen wollen.

ANHANG

Beratende Expertinnen und Experten für Selbsttests und Trainings

KAPITEL 1

Selbsttest und Training: Der Psychologe Hans-Georg Willmann hat zahlreiche Bücher zum Thema Motivation und Willenskraft geschrieben. Als Coach hilft er Menschen bei der Umsetzung ihrer Ziele. Er lebt in Freiburg und in Caims in Australien.

KAPITEL 2

Selbsttest: Christoph Klotter ist Professor für Ernährungspsychologie an der Universität Fulda. Er veröffentlichte zahlreiche Bücher, darunter *Gute – Böse Lebensmittelindustrie: ein Diskurs der Ernährungsakteure.*

Training: Michael Macht ist Ernährungspsychologe an der Universität Würzburg. Als Wissenschaftler und Psychotherapeut befasst er sich mit der Frage, wie Menschen günstige Essgewohnheiten ausprägen können. Außerdem forscht er zu den psychophysiologischen Auslösern des emotionalen Essens.

KAPITEL 3

Selbsttest: Jens Kleinert ist Arzt, Sportlehrer und Leiter des Psychologischen Instituts der Sporthochschule Köln. Er forscht zu Gesundheits- und Rehabilitationssport und zur Schmerzverarbeitung. Außerdem ist er Trainer für Schwimmen, Handball und Segeln.

Training: Caroline Theiss ist Physiotherapeutin und Selbstmanagement-Trainerin und arbeitet mit dem Zürcher Ressourcenmodell (ZRM). Zusammen mit der Psychologin und Motivationsexpertin Maja Storch hat sie das Bewegungscoaching entwickelt.

ÜBER DIE AUTORIN DER CHECKS UND COACHINGS

Anne Otto, Diplom-Psychologin und Journalistin, war nach dem Studium zunächst einige Jahre als Psychologin tätig und arbeitet heute als Autorin mit Schwerpunkt auf Psychologie- und Wissenschaftsthemen. Sie schreibt außerdem Sachbücher. Für SPIEGEL WISSEN und SPIEGEL COACHING konzipiert sie unter anderem Checklisten und Coachings.

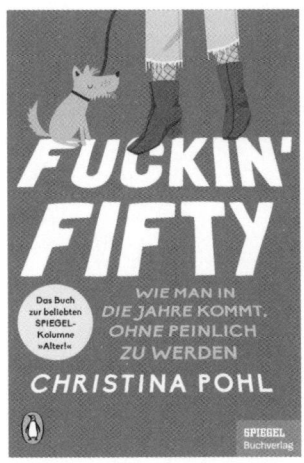

Wachsen statt welken –
ein schonungslos offener Erfahrungs-
bericht über das Älterwerden

Fuckin' fifty – damit hat nun wirklich keiner so plötzlich
gerechnet. Eben war noch Abiprüfung, und auf einmal
hat man Rücken.
Und jetzt? Nachlassendes Gehör, knirschende Gelenke
und die befreiende Erkenntnis, dass Alleinsein schöner
sein kann, als von einer Party zur nächsten zu ziehen:
Respektlos ehrlich und mit viel Selbstironie schildert
Christina Pohl ihren Weg zur inneren Faltenfreiheit und
zeigt dabei, wie man mit dem Älterwerden Frieden
schließen kann.

PENGUIN VERLAG